Causa e origine di tutte le malattie

*Nel 1986, il Cristo,
il Redentore di tutti gli uomini
e di tutte le anime, diede la rivelazione*

Causa e origine di tutte le malattie

Ciò che l'uomo semina, raccoglierà

*Donata
tramite la profetessa di Dio*

Gabriele, Würzburg

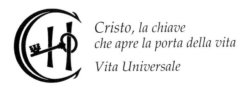

*Cristo, la chiave
che apre la porta della vita*

Vita Universale

Terza edizione italiana riveduta e corretta, 2013

Editore:
© Gabriele-Verlag DAS WORT GmbH.
Max-Braun-Str. 2
97828 Marktheidenfeld, Germania

Libro nr. S 117 it

Tradotto dal tedesco
Titolo originale tedesco:
"Ursache und Entstehung aller Krankheiten.
Was der Mensch sät, wird er ernten"

Per quanto riguarda il contenuto
fa testo l'edizione in lingua tedesca

Edizione italiana a cura di:
Comunità per la diffusione di Vita Universale
Casella Postale 16068 – 20100 Milano

Tutti i diritti sono riservati

ISBN 978-88-96860-09-0

Finito di stampare nel mese di gennaio 2013
presso KLARDRUCK GmbH – Altfeld, Germania

Presentazione

Non è leggendo questo libro che si ottiene la guarigione, bensì realizzando ciò che in esso si è riconosciuto.

Non è l'ego umano che guarisce, bensì l'Io Sono, lo Spirito del Cristo.

Non è l'egoismo che ci rende liberi, ma l'amore altruistico per Dio e per ogni uomo e ogni essere.

La salute, la felicità e la libertà si trovano in noi stessi.

Questa rivelazione del Signore ci indica la via per raggiungere queste mete.

Dio aiuta, dà sollievo, guarisce.

Gabriele, Würzburg

Indice

Introduzione alla terza edizione in lingua tedesca ..	19
Premessa	23
Dio creò il Cielo e la Terra	25
Gli esseri e le forme spirituali pure sono espressione dello Spirito eterno; le forme materiali vengono da Lui mantenute in vita	26
Il simile attira il simile. Ciò che non è simile si respinge: gli esseri della caduta si separarono da sé dalla coscienza dell'unità. Frammenti dei pianeti spirituali si staccarono dai cieli puri	29
Nell'Essere puro non esistono ombre – tutte le forme pure splendono di luce propria. "Germe centrale" e "nucleo centrale", i punti di distribuzione negli atomi spirituali	30
Tutto ciò che è negativo e infimo deve evolversi fino a ritornare nell'armonia universale, a Dio	32
L'energia primordiale, – Dio il Principio Padre-Madre – le sette forze basilari di Dio	33
L'infinito è in continua espansione ed evoluzione	36
La nascita della creazione perfetta con le forme pure di esistenza dopo alcune creazioni preliminari	37

Gli esseri spirituali riconobbero il Principio Primordiale come l'unico onnipresente, il Dio Padre-Madre, e divennero in tal modo Suoi figli e Sue immagini 39

Per eoni lo Spirito universale lasciò agli esseri che ancora esitavano il libero arbitrio per decidersi 41

La manifestazione della forza primordiale onnipresente, il Padre Primordiale o Dio-Padre. Il Suo duale spirituale, il principio femminile più elevato 42

Mentalità, polarità e dualità, le forze formatrici, creatrici e generatrici che vibrano all'unisono 44

Breve riassunto 45

Dio trasmise al Figlio primo-contemplato una parte della Sua forza primordiale positiva e Lo nominò Coregnante. Il duale spirituale si sentì svantaggiato 47

L'angelo femminile più elevato si ribellò contro la Legge Assoluta e attirò altri esseri spirituali dalla sua parte. Rifiutò il duale nel rapporto di figliolanza 49

Il Cristo impedì agli esseri della caduta di realizzare i loro intenti 50

La forza redentrice protegge e aiuta le anime e gli uomini di buona volontà sulla via dell'evoluzione che conduce a Dio 51

La materia è la manifestazione di forme di pensiero negative e, dal punto di vista spirituale, è apparente, ossia effimera 52

Il Cristo dona questa rivelazione per risvegliare alla vita le anime e gli uomini 53

L'universo fa parte dell'unità che è Dio ed esiste perché l'energia primordiale lo pervade con il suo soffio e lo vivifica. Gli esseri spirituali puri sono composti da una duplice unità: spirito e corpo spirituale. L'uomo è costituito da una triplice unità: spirito, anima e corpo 55

Ogni essere "vede" solamente ciò che corrisponde al suo livello di coscienza. Per l'Essere puro tutto è chiaro e manifesto. Ampliamento della coscienza. Uno sguardo nelle sfere più elevate 58

L'uomo spiritualmente cieco e sordo non conosce il proprio vero essere e non riesce più a percepire Dio dentro di sé 61

Tutto ciò che accade all'umanità è frutto di ciò che l'uomo ha seminato 63

La guida indiretta di Dio tramite la legge di causa ed effetto e tramite gli astri. La coscienza spirituale diviene limitata in colui che vive alla giornata, proiettato verso il mondo 65

Dio è Legge Assoluta. Anche i cieli puri e gli esseri spirituali puri sono la Legge Assoluta e uni-

versale della vita. Le sette forze basilari della vita 67

Solo chi riesce a uscire dalla legge causale, dalla ruota della rinascita, ed è ridivenuto Legge Assoluta, può essere guidato direttamente da Dio 68

La coscienza umana è limitata al tempo e allo spazio e ritiene l'esistenza terrena una realtà. Solo chi si è risvegliato nello Spirito riconosce che la materia è effimera 70

L'anima che ha lasciato il corpo sperimenta che la materia, lo spazio e il tempo non sono reali 72

Chi agisce contro le Leggi cosmiche o le modifica crea dissonanze e alterazioni in tutti i campi della vita, nella Terra e su di essa 74

L'anima della Terra, la portatrice spirituale e incorruttibile di vita della Terra. L'uomo crea le dissonanze nelle forme vitali innocenti e incolpa la propria anima 76

Tra il campo energetico e magnetico dell'uomo e quello della Terra esiste una costante interazione, nella quale si compie la legge di causa ed effetto 77

Le forze negative e distruttrici che vengono emesse dall'uomo indeboliscono le forze della sua anima e del suo corpo, provocando disgrazie e malattie 79

Ogni malattia ha la propria causa che può essere stata posta in una precedente vita terrena. L'ani-

*ma porta con sé gli aspetti positivi e negativi che
ha acquisito nelle sue vite precedenti* 82

*L'uomo si è allontanato da Dio e non è più in
collegamento con la creazione. Non conosce le
fonti dalle quali scaturisce una vita sana e felice.
Egli si è creato i propri dei sulla Terra* 84

*Solo un orientamento totalmente nuovo e il distacco da un modo di vivere e di pensare materiale
per rivolgersi verso valori spirituali potrebbero
cambiare il mondo* 87

*Un orientamento positivo sul Divino, ossia un'evoluzione spirituale dell'umanità, porterebbe tutto
in una vibrazione più elevata – dalla vita del singolo fino al sistema solare* 91

*Ciò che fu inflitto alla Terra fin dal principio ricade
su chi lo ha compiuto. Il karma di gruppo dell'umanità* 93

L'uomo è prigioniero del proprio ego e della propria coscienza limitata 95

*La Terra, che è un organismo vivente, viene vivificata dall'irradiazione cosmica. Ogni azione contraria alla Legge altera l'irradiazione, crea frequenze disarmoniche e disturba l'equilibrio delle
forze in tutte le forme di vita della Terra. Esperimenti atomici, spostamenti di terra, sfruttamento delle ricchezze del sottosuolo, spostamento
dell'asse terrestre* 97

Estinzione di molte specie animali e vegetali, mutazione degli istinti 104

L'alterazione dei campi magnetici, ossia dei potenziali energetici, in tutte le forme di vita è causa di diverse malattie 106

Il ruolo del sistema nervoso nell'insorgere di malattie e disgrazie 107

Le correnti magnetiche e il loro rapporto con l'uomo. L'effetto salutare o dannoso dei raggi solari 108

Insetti nocivi, parassiti, batteri e virus sono il prodotto del comportamento errato dell'umanità 111

Rapporto tra l'anima incarnata e l'epoca in cui vive. Influssi da parte di gruppi di anime 112

Il processo di purificazione dell'anima nelle sfere di purificazione è doloroso 113

L'uomo assorbe in sé i virus che hanno una vibrazione che corrisponde alle colpe della sua anima e alla vibrazione del suo corpo 115

L'uomo ignaro lotta contro tutte le sofferenze e i pericoli. Il saggio riconosce e combatte le negatività che sono il suo peggiore nemico e che si trovano dentro di lui 117

L'irradiazione dell'uomo dimostra le condizioni della sua anima e mostra chi egli è 119

Il comportamento errato degli uomini modifica le funzioni dei campi magnetici terrestri e delle correnti magnetiche 122

Ulteriori chiarimenti in merito all'importanza del sistema nervoso – Il piano di risonanza del corpo. Le tensioni bloccano il flusso della forza vitale 124

Il rapporto equilibrato delle forze tra i regni animale, vegetale e minerale, ossia l'equilibrio ecologico, è di importanza vitale per l'uomo 125

Anche l'inquinamento dell'acqua, che è la fonte vitale del corpo umano, è causa di malattie 127

Quale essere cosmico, l'uomo fa parte dell'unità divina. Ciò che egli infligge alle altre forme di vita, lo infligge a se stesso 129

Vivi consapevolmente la tua vita! Controllando i tuoi pensieri, riconosci in tempo le cause, prima che si manifestino sotto forma di effetti! 130

I tre aspetti di coscienza nel corpo: coscienza spirituale, conscio e subconscio. Ogni organo è vibrazione, colore e suono 135

Terapia globale – Il medico in Vita Universale 137

Non si dovrebbe mai cercare di ottenere a tutti i costi solamente la guarigione del corpo. La vera guarigione può avvenire solamente tramite lo

Spirito, attraverso il sistema nervoso e la coscienza spirituale di ogni cellula 139

Non è nella Legge cercare di scoprire prematuramente le incarnazioni precedenti. La guarigione profonda tramite il Medico e Guaritore Interiore 141

Consigli per chi desidera guarire: pensare e pregare in modo retto – Ginnastica armoniosa – Richiamo degli organi – Guarigione cristica di fede – Meditazioni che portano nel silenzio – Alimentazione conforme alla Legge – Ritmo fisico armonioso – Parlare in modo controllato 144

Nel caso di malattie contagiose e del cancro, la causa è sempre da ricercare in un errato comportamento 148

Un modo di pensare e di vivere positivo potenzia la forza spirituale e può prevenire in tempo molte cose 152

Duemila anni fa, le persone semplici e fiduciose poterono ottenere la guarigione; l'uomo della nostra epoca è esteriorizzato, disarmonico e pieno di dubbi 153

In un corpo sano, fresco ed elastico dimora anche un'anima luminosa 155

L'ossigeno è vita. Il corpo naturale dell'uomo ha bisogno di aria fresca, di movimento, di cambiare ambiente e di una giusta alimentazione 157

Azione terapeutica dei medicinali naturali 163

Ad ogni azione segue una reazione. Il maltrattamento degli animali, la mancanza di amore verso le piante, la contaminazione di campi e boschi ricadranno sull'uomo, che ne è la causa 166

Malattie misteriose davanti alle quali si è impotenti. La terapia globale e l'istruzione dei medici in Vita Universale 168

Dio ha inviato esseri di luce, ossia esseri spirituali incarnati che, in quest'epoca caotica, edificano la Vita Universale insieme al Cristo 170

L'interiore dà l'impronta all'aspetto esteriore e viceversa. Armonia nell'abbigliamento 172

Perché oggi possono essere rivelati aspetti più profondi delle eterne Leggi 174

E' iniziata la Mia epoca – l'epoca del Cristo 175

Una rivoluzione spirituale darà inizio alla vera umanità. Che ognuno porti il peso dell'altro – Prega e lavora – Dai e ricevi. Il giusto aiuto per i sofferenti – La vera attività missionaria 177

La nuova epoca inizierà con la purificazione della Terra. Già ora si edifica per la nuova epoca 184

Cause ed effetti che derivano dal non osservare l'amore per il prossimo nei confronti dei più poveri 186

Dio non ha segreti 187

Le Leggi spirituali relative al concepimento 188

Le colpe dell'anima sono come magneti che attirano cose corrispondenti – Catastrofi naturali, malattie infettive 195

Chi è in armonia con Dio è anche in sintonia con il proprio corpo. Il corpo è il veicolo dell'anima 197

Un modo di pensare corretto e un atteggiamento giusto nei confronti della vita sono più importanti dei medicinali. Un esempio opposto: l'atteggia mento autodistruttivo di un paziente 203

Tossine prodotte dai nervi – Febbre nervosa. Un comportamento errato non solo può rendere mortale una malattia, ma viene portato con sé dall'anima nell'aldilà 210

In ogni incarnazione ogni uomo ha la possibilità di attivare la forza degli aspetti positivi in tutte le negatività. Solo chi riconosce se stesso e cambia è in grado di aiutare gli altri. Ogni cambiamento, dall'ignoranza delle Leggi all'autoconoscenza e all'esperienza di se stessi, avviene gradualmente 212

La terapia nelle cliniche cristiche di Vita Universale: orientare prudentemente l'organismo in modo nuovo – Il paziente impara a fare attenzione alle reazioni del suo corpo – Il paziente dovrebbe sostenere la terapia con i propri pensieri ed essere disposto ad accettarne le relative conseguenze 215

L'armonia apporta salute. Ulteriori aspetti sulle tossine prodotte dai nervi 218

Aiutare nel modo giusto, senza danneggiare se stessi o costringere gli altri. L'uomo è l'artefice del proprio destino 219

La differenza tra Redentore e Consolatore 223

Indicazioni date dall'amore e dalla sapienza divini per gli uomini dello Spirito 226

In merito al timore e al perdono 230

Il periodo di carenza 234

L'effetto salutare dell'acqua 236

I quanti, le forze parziali spirituali, sono i portatori spirituali di energia: essi trasmettono la forza spirituale alla materia, ossia agli atomi materiali 241

L'uomo non ha ancora nemmeno lontanamente scoperto le proprie possibilità interiori, le forze dei pensieri 248

L'uomo irradia armonia e disarmonia, anche nei regni della natura. L'attività dei quanti nei regni naturali 250

Inizia con Me la giornata! Orientamento al mattino ... 257

Per i medici: l'aspetto esteriore di una persona rispecchia le cause della sua malattia 262

"Perdere l'equilibrio" e relative conseguenze 266

Ai medici, chirurghi e omeopati. Colloquio tra medico e paziente – Definire insieme la diagnosi – Cause che si trovano nell'anima – Il ritmo fisico – Medicinali naturali, potenze – Armonia nei medici e nel personale di cura – Arredamento della clinica – Prescrivere un cambiamento di ambiente – Atmosfera positiva della clinica – Musica armoniosa ed esercizi fisici – I malati gravi – "Case della Salute" – Consulenze di vita date da uomini dello Spirito 269

Come si forma una colpa dell'anima. Là dove si trova il tuo tesoro è anche il tuo cuore 292

Appendice 299

Introduzione alla terza edizione in lingua tedesca

Il Cristo, il Signore, il Redentore dell'umanità, diede questa rivelazione fondamentale tramite nostra sorella Gabriele, la profetessa di Dio per la grandiosa svolta dei tempi in cui ci troviamo, nel 1986, ossia in un periodo in cui, su questa Terra, la natura aveva ancora un livello di integrità tale che potevano essere date indicazioni in merito all'effetto salutare di medicinali naturali, dell'acqua e della luce del sole.

In molte rivelazioni, alcune delle quali furono date all'umanità già 17 anni fa, e in particolar modo anche nella presente rivelazione dal titolo "Causa e origine di tutte le malattie", lo Spirito del Cristo-Dio ci ammonisce ripetutamente e seriamente in merito ai pericoli che incombono sul mondo se l'umanità non cambia. Se gli uomini avessero cambiato in tempo e radicalmente il loro orientamento, indirizzando i loro pensieri e la loro vita sui valori spirituali e adempiendo le leggi di Dio, la vibrazione del pianeta terrestre si sarebbe elevata e l'umanità avrebbe conseguito l'armonia con le elevate forze della vita, che sostengono anche il nostro pianeta e tutto ciò che è dentro di esso e su di esso e che lo portano a evolversi.

Ciò che Dio desiderava per la Terra e per ognuno dei Suoi figli umani non erano distruzione, sofferenza, pene e terrore, bensì l'evoluzione. Tuttavia l'umanità non ha tenuto conto dei Suoi ammonimenti e delle Sue indicazioni.

Nel frattempo è successo ciò che il Signore ci ha detto anni fa e anche nella presente rivelazione. La natura è distrutta in modo irreparabile; il crescente numero di catastrofi naturali fa prevedere il peggio; il mondo e l'umanità stanno per crollare. A causa dell'inquinamento ambientale verificatosi in questi anni, le indicazioni date dal Cristo riguardo al modo con cui accogliere le forze vitali e di guarigione dalla natura ora non possono più essere applicate nella stessa maniera.

Tuttavia ci troviamo nella grande svolta dei tempi. Il mondo caratterizzato dal materialismo e dalle aspirazioni egoistiche scomparirà, e avverrà così ciò che è stato rivelato: si profila un crollo mondiale di dimensioni mai esistite fino ad ora. Dalle ceneri dell'ego umano e dalle ondate di energia negativa che l'uomo ha creato disprezzando i Comandamenti di Dio, nasce un'era orientata sullo Spirito, una nuova umanità che adempie i Comandamenti dei Cieli. In seguito al caos e alla distruzione, che sono gli effetti delle cause che l'umanità ha posto nel corso di millenni, sulla Terra purificata sorge il Regno della Pace di Gesù Cristo.

Ciò che è stato edificato nello Spirito di Dio, seguendo le orme del Nazareno e adempiendo le Leggi di Dio – ossia ciò che è sorto in base alla volontà di Dio – manterrà la sua importanza anche nell'era di luce che sta per iniziare. Ciò vale anche per questa grandiosa rivelazione che il Cristo ha dato nel 1986.

Sulla nuova Terra piena di luce sarà nuovamente come era in origine. La natura sarà sana, come pure i corpi naturali, ossia gli uomini. In tal modo si manifesterà la pienezza con la quale Dio si prende cura di noi, dei Suoi figli in veste terrena, tramite la natura. Questo libro sarà allora un'opera storica.

I Cristiani delle Origini in Vita Universale

Würzburg, luglio 1992

Premessa

Un saluto in Dio, cari fratelli e sorelle!

Nello Spirito del Signore tutti sono fratelli e sorelle. Dato che mi rivelo dallo Spirito del Signore, chiamo tutti gli uomini miei fratelli e sorelle, indipendentemente dalle loro convinzioni.

Il mio nome è Fratello Emanuele; così vengo chiamato sulla Terra nell'Opera del Signore, in Vita Universale. Quale essere spirituale sono un Tutore della Legge davanti al trono di Dio, il cherubino della Sapienza divina.

La seguente rivelazione dal titolo "Causa e origine di tutte le malattie" è la parola del Cristo rivolta a tutti gli uomini. La Sua parola scorre tramite il Suo strumento, che Egli chiama la Sua profetessa. La parola di Dio è l'Io Sono, poiché Dio, la vita, l'Io Sono, è il Tutto nel tutto.

Questa rivelazione del Signore ci dà una visione di quanto avvenne con la caduta e offre profonde conoscenze in merito alla legge di semina e raccolta, la legge causale. Sia la Legge eterna che la legge causale rispecchiano la giustizia divina. Dato che tutto è irradiazione, anche queste due leggi, ossia la Legge eterna e quella causale, si basano sull'irradiazione cosmica. Per questo motivo non sarà mai possibile riportare in parola ciò che viene riflesso dall'irradiazione più fine. Le parole sono simboli o concetti. Chi desidera guardare più profondamente nelle parole, ossia afferrare il loro vero significato, deve trovare la chiave per capire le parole, che sono appunto solo simboli e concetti, e comprenderne il senso.

Nella Sua rivelazione "Causa e origine di tutte le malattie", il Cristo, il Redentore di tutti gli uomini e di tutte le anime, chiarisce in che modo l'uomo ha creato e crea cause e come esse sono divenute e divengono attive, quali sono stati i loro effetti e che cosa si prevede che possa avvenire anche in seguito.

Il Cristo, che ha ispirato questa rivelazione dal titolo "Causa e origine di tutte le malattie", ripete più volte alcuni concetti essenziali, illustrandoli di volta in volta sotto un aspetto diverso, in modo che il lettore ne possa comprendere il senso, dato che esistono molte cause ed effetti diversi che provocano preoccupazioni, difficoltà, malattie e sofferenze. Abbiate quindi comprensione per queste ripetizioni, dato che, nella prima lettura, ognuno coglie un certo aspetto della Legge. Se essa viene spiegata sotto diversi aspetti e ripetuta più volte, può penetrare più profondamente nel lettore, essere compresa meglio e venir poi realizzata.

Questa rivelazione dovrebbe indurre tutta l'umanità a riflettere e invita ognuno a prendere sul serio la propria vita – nei pensieri, nelle parole e nelle azioni.

Auguro a molti fratelli e sorelle di risvegliarsi nella conoscenza e di realizzare le Leggi, affinché si faccia luce in questo mondo!

Pace a tutti gli uomini e a tutti gli esseri!
Fratello Emanuele,
il cherubino della Sapienza divina

Dio creò il Cielo e la Terra

Dio è Spirito, in Me, il Cristo, il Redentore dell'umanità, che è la parola, ossia questa rivelazione.

Dallo Spirito dell'eterno Padre si formarono i cieli puri, gli esseri celesti e i regni della natura spirituali.

Dio creò il Cielo. La Terra e tutti i soli e i mondi materiali e semimateriali ebbero origine dalla caduta degli angeli.

Le forme raddensate sono Spirito raddensato.

Per amore per i Suoi figli caduti, Dio permise il raddensamento dello Spirito puro, per dare a coloro che si erano allontanati da Lui un'abitazione, cibo e tutto ciò di cui ha bisogno il corpo umano, che è la dimora dell'anima. Per questo si dice che Dio creò il Cielo e la Terra.

Il corpo spirituale – che quando è incolpato viene chiamato "anima" – proviene dai cieli eterni, dalla Legge, che è Dio. Esso possiede tutte le sostanze spirituali dell'infinito ed è, quindi, un microcosmo nel macrocosmo, un essere che proviene dall'eternità. Per questo esso esiste anche in eterno ed è, quindi, immortale.

Il corpo terreno, l'essere umano – che è la dimora dell'anima – è formato di terra e possiede quindi solo le sostanze di questa terra. Per questo motivo, come la terra stessa, esso è in grado di vivere autonomamente solo per un certo periodo. La materia è costituita da sostanza grossolana e le forme materiali sono relative e periture.

Il corpo terreno, ossia l'involucro di sostanza grossolana, l'uomo – che è la dimora dell'anima – è in grado di vivere solo grazie all'eterno Spirito, a Dio. Lo Spirito, Dio, è quindi la vita in tutte le forme di esistenza, sia in quelle di sostanza sottile che in quelle di sostanza grossolana.

Senza lo Spirito, Dio, la vita, non può esistere alcuna forma. Questa vita si manifesta in molteplici forme, sia negli esseri dei cieli, sia nelle anime e negli uomini, nei regni minerale, vegetale e animale.

Ogni forma di vita è la manifestazione di Dio.

Lo Spirito, Dio, viene chiamato anche energia primordiale, dato che Dio esiste da sempre. Il Suo operato è illimitato. Lo Spirito, Dio, è onnipresente, è incommensurabile ed eternamente creatore.

Gli esseri e le forme spirituali pure sono espressione dello Spirito eterno; le forme materiali vengono da Lui mantenute in vita

Lo Spirito creatore, Dio, l'energia primordiale, ha creato e crea le forme spirituali che vengono chiamate anche forme di esistenza pure.

I cieli, con i loro esseri puri e le loro forme spirituali, sono l'espressione dell'Eterno. Tutte le forme materiali vengono mantenute in vita dallo Spirito eterno, dalla corrente eterea divina.

Tutte le forme spirituali possiedono un nucleo centrale completamente sviluppato o un germe centrale. Entrambi rappresentano i "centri di distribuzione" della forza divina che fluisce in essi, dell'energia divina, chiamata anche corrente eterea.

Il germe centrale, che nei minerali, nelle piante e negli animali dei cieli è dischiuso solo in modo parziale, si sviluppa fino a divenire un nucleo centrale perfetto, che negli esseri spirituali puri è completamente evoluto e attivo.

L'essere spirituale puro, quale forma spirituale, è quindi la Legge Assoluta stessa.

Anche l'anima è una forma spirituale pura che è tuttavia avvolta da involucri che rispecchiano le colpe registrate dalle particole del corpo spirituale. Quando l'anima ha deposto le sue vesti, ossia i suoi involucri, le sue colpe, essa ridiviene l'essere spirituale puro, l'eterna Legge compressa, e ritorna nella Casa del Padre. Il corpo spirituale viene chiamato anima anche quando è incarnato.

L'uomo è, quindi, composto da una triplice unità: dallo Spirito, chiamato anche energia primordiale, dall'anima e dal corpo di sostanza grossolana. Questa triplice unità viene chiamata uomo.

Quando è incolpato, il corpo spirituale è avvolto da sette involucri eterici che rispecchiano le colpe dell'anima e segnano e caratterizzano l'uomo. Dato che ogni involucro basilare si rispecchia negli altri, ne derivano sette volte sette spettri dell'anima. Ogni colpa ha il proprio colore e il proprio suono nell'orchestra del satanico.

Le colpe, ossia i colori e i suoni, caratterizzano e modellano quindi il corpo fisico. Pertanto, l'uomo è l'espressione, ossia l'irradiazione dell'anima. Egli è costituito dal suono e dalla melodia che corrispondono al suo livello di coscienza, alle sue colpe.

L'Essere puro – i cieli eterni – è costituito, come ogni cosa nell'infinito, da atomi spirituali. La materia è formata da atomi e da molecole materiali. Ogni essere – sia nelle sfere pure, sia in quelle semimateriali e in quelle materiali e nelle sfere di purificazione – viene pervaso dall'alito dell'eterno Spirito, dall'energia primordiale, ossia viene alimentato con la forza vitale attraverso il nucleo degli atomi spirituali e materiali. In questo modo vengono tenute insieme tutte le forme di vita.

L'essere spirituale originario, che come anima si è rivestito dell'involucro "uomo", ha trasformato a un livello inferiore le sue vibrazioni eteree che un tempo erano fini. Questo avvenne inizialmente a causa della sua aspirazione a voler essere come Dio. In seguito, continuando a degradarsi e a raddensarsi gradualmente fino a divenire uomo, l'essere spirituale adombrato, e in seguito anche l'uomo, trasformò le forze divine a un livello sempre più basso, persistendo nelle sue sensazioni, nei pensieri, parole e azioni contrari alla Legge. Le correnti eteree, che erano finissime, si raddensarono sempre più, fino a divenire sostanza grossolana, ossia materia. In questo modo, nel corso di miliardi di anni, si formò la materia.

Quando l'Eterno, chiamato anche Spirito universale, diede vita all'universo e creò i soli spirituali puri, i mondi e gli esseri spirituali, donò agli esseri spirituali, ossia ai Suoi figli, la Sua eredità come essenza. Ciò significa che ogni essere spirituale dei cieli è la Legge e racchiude in sé, quale essenza, tutto l'infinito nella sua struttura di atomi spirituali.

In tal modo gli esseri spirituali rimangono nella coscienza dell'unità, in Dio. Essi percepiscono e agiscono attingendo alla Legge, a Dio. Le loro sensazioni sono le sensazioni primordiali di Dio. Ciò che compiono corrisponde all'operato di Dio.

In questo modo essi sono in costante unità con Dio. Dio vive attraverso di loro ed essi vivono la Legge, Dio. Essi sono, quindi, immagini del Padre, espressione di Dio.

Il simile attira il simile.
Ciò che non è simile si respinge:
gli esseri della caduta si separarono da sé
dalla coscienza dell'unità. Frammenti dei
pianeti spirituali si staccarono dai cieli puri

Con la caduta, molti esseri spirituali si staccarono dalla coscienza dell'unità, perché volevano essere come Dio stesso: Spirito onnipresente.

L'evento della caduta ebbe dimensioni e conseguenze molto più grandi di quelle che gli stessi primi figli della caduta potessero immaginare.

A causa di questi esseri spirituali ribelli, che provocarono dissonanze con le quali si contaminarono, vennero colpite, e quindi contaminate, anche le parti dei pianeti spirituali sui quali questi esseri spirituali, che erano allo stesso tempo esseri della caduta, avevano le loro dimore celesti. Queste parti degli astri spirituali alterarono la loro frequenza e iniziarono a vacillare. Queste turbolenze provocarono il distacco di questi frammenti dai pianeti spirituali; essi furono scagliati nell'universo e presero forma in zone più povere di luce.

L'eterna Legge vige sia nei Cieli che sulla Terra. Chi si allontana dall'unità universale, dalla vita primordiale che è amore, cade in condizioni di turbolenza, in un ritmo disarmonico, e non può rimanere collegato al ritmo divino, all'armonia universale.

Gli esseri spirituali che si erano ribellati contro il principio primordiale – divenendo così esseri della caduta – non poterono più essere sostenuti dalla parte armoniosa ed equilibrata del pianeta spirituale che continuò a essere irradiato dall'eterna Legge. Gli esseri della caduta si avvolsero con le loro stesse sensazioni contrarie alla Legge e non poterono quindi più essere attirati dalle parti dei pianeti spirituali che erano ancora nella Legge. La Legge eterna dice: il simile attira il simile e ciò che è diverso si respinge.

Per volontà di Dio, rappresentata da un Tutore della Legge, gli esseri della caduta furono condotti al di fuori dei cieli puri, nelle parti dei pianeti spirituali che si erano staccate dai cieli e che avevano nel frattempo preso forma. Queste parti dei pianeti attirarono quindi quegli esseri spirituali che corrispondevano alle loro frequenze. Man mano che il processo della caduta proseguiva, le successive mutazioni della luminosità che portarono a un ulteriore raddensamento diedero origine alle sfere di preparazione, ai mondi semimateriali, alle sfere di purificazione e alla materia pesante.

Nell'Essere puro non esistono ombre – tutte le forme pure splendono di luce propria. "Germe centrale" e "nucleo centrale", i punti di distribuzione negli atomi spirituali

Dio è amore e vita pura.

La creazione pura è energia spirituale che ha assunto forma.

Le forme puramente spirituali – gli esseri spirituali, gli animali, le piante, i minerali, i soli e i mondi dei cieli – sono conformazioni di sostanza sottile pura e vengono irradiate e pervase dalla Luce primordiale attraverso i soli-prisma, che sono l'espressione delle essenze e delle caratteristiche di Dio. Esse sono immerse nella corrente eterna che pervade ogni cosa, nella Legge, nello Spirito, Dio.

Per questo motivo nell'Essere puro non esistono ombre. Tutto è luce. Tutte le forme pure risplendono a loro volta di luce propria. Questo avviene nel seguente modo: in ogni atomo spirituale si trova un punto di distribuzione, un "germe centrale", attraverso il quale la forza universale, lo Spirito di Dio, fluisce nelle forme spirituali. Questo punto di distribuzione, ossia il germe centrale, si sviluppa gradualmente fino a divenire un "nucleo centrale".

Il germe centrale corrisponde al livello di evoluzione della rispettiva forma spirituale. Il nucleo centrale è un punto di distribuzione divenuto *perfetto*. Esso si trova solamente negli atomi spirituali degli esseri spirituali puri. Tutti gli altri punti di distribuzione, ossia i germi centrali, riflettono l'energia fluente, Dio, in base all'evoluzione della forma spirituale. Attraverso i punti di distribuzione – il germe centrale o il nucleo centrale negli atomi spirituali – ogni forma inizia a splendere di luce propria in base al proprio grado di evoluzione.

Il Sole Centrale Primordiale, l'astro supremo dell'eterno Padre, si irradia, attraverso i soli delle essenze e delle caratteristiche, chiamati anche soli-prisma o secondi Soli Primordiali, nei germi centrali degli atomi spirituali che si trovano nei regni minerali, vegetali e animali dei cieli oppure nel nucleo centrale degli esseri spirituali. Il germe centrale e il nucleo centrale cominciano poi a divenire attivi e irradiano ciò che è sviluppato dentro di loro: il germe centrale irradia il rispettivo livello di evoluzione della forma e il nucleo centrale irradia la mentalità dell'essere spirituale.

Ogni irradiazione è anche colore e suono.

Questo insieme costituisce la sinfonia pura, Dio, chiamata anche orchestra divina o musica delle sfere celesti.

Dato che tutto risplende dall'interno verso l'esterno, non esistono ombre.

Tutto ciò che è negativo e infimo deve evolversi fino a ritornare nell'armonia universale, a Dio

I regni della caduta – le sfere di preparazione, le sfere di purificazione per le anime disincarnate e la materia – si formarono appunto con la caduta, perché alcune parti dei pianeti spirituali alterarono il loro ritmo e la loro melodia, a causa del comportamento errato degli esseri spirituali. Questi disobbedirono sempre più alla Legge con le loro sensazioni, con i loro pensieri e le loro azioni e, di conseguenza, questi pianeti spirituali si adombrarono e si raddensarono sempre più. Gli involucri, ossia il raddensamento di questi pianeti parziali, sono costituiti da pensieri che hanno assunto forma.

Tutto ciò che non è nella Legge, ogni infimità, deve evolversi nuovamente fino a ritornare all'Altissimo, fino a giungere alla purezza, e deve trasformarsi dalla vibrazione dei pensieri dell'ego fino a giungere all'armonia universale, Dio. L'evoluzione dell'anima fino a Dio, l'armonia universale, avviene tramite di Me, il Cristo, il Redentore di tutti gli uomini e di tutte le anime. La trasformazione dei pianeti parziali si compie per mezzo della Forza primordiale, grazie al "Sia fatto".

In questa rivelazione descrivo come avvenne la caduta, come furono create le prime cause che comportarono, a loro volta, ulteriori cause ed effetti. In questo modo, ebbero infatti origine sofferenze, pene e malattie.

Allo stesso tempo, tuttavia, spiego anche aspetti delle eterne Leggi del Padre Mio e indico, spesso con ripetizioni, in che modo l'uomo può evitare di porre cause o può sistemarle in tempo, prima che si manifestino come effetti. Indico come ognuno può alleviare o sciogliere questi effetti con il proprio comportamento.

L'energia primordiale, Dio, il Principio Padre-Madre – le sette forze basilari di Dio

Inizio spiegando brevemente come si giunse al primo pensiero della caduta: voler essere come Dio.

Prima che lo Spirito, Dio, vivificasse l'infinito con forme spirituali di luce, astri spirituali, esseri spirituali, animali, piante e minerali spirituali, la Sua sacra Luce primordiale, lo Spirito, splendeva nell'infinito. Prima che esistessero queste energie spirituali, ossia i pianeti celesti, gli esseri spirituali, gli animali, le piante e i minerali dei cieli che presero forma successivamente, l'energia primordiale, la luce, Dio, aveva un movimento minimo. Splendeva solamente.

In un ciclo determinato dall'energia primordiale stessa, la luce primordiale, ossia l'energia primordiale, cominciò a muoversi più intensamente. Il movimento indica che sta per compiersi qualche cosa. La luce primordiale divenne più attiva nelle qualità creatrici, che sono le quattro essenze di Dio: la luce primordiale voleva dare forma a se stessa.

La parte attiva dell'energia creativa agì più intensamente sulla parte di energia che non era ancora così attiva. In questo modo ebbe gradualmente origine una crescente interazione che liberò ulteriori energie.

Dagli atomi spirituali esistenti si formarono altri atomi spirituali. In questo modo l'energia aumentò.

Ciò significa che inizialmente si intensificò l'azione delle quattro essenze divine, le quali stimolarono a loro volta le tre caratteristiche divine, che iniziarono ad agire più intensamente.

Una volta attivate le sette forze basilari, la sostanza primordiale cominciò a ristrutturare l'energia. Fino a quel momento essa era composta per la metà da forza positiva e per l'altra metà da forza negativa. Dalla ristrutturazione derivarono due terzi di forza positiva e un terzo di forza negativa. Da ciò ebbe origine il Principio Padre-Madre e con esso l'energia creatrice e vivificante.

Nelle due particelle primordiali identiche il processo di ristrutturazione era stato prestabilito con metà forza positiva e metà negativa, poiché anche queste due particelle, portatrici di energia cosmica, racchiudevano in sé tutta la creazione come movimento, dinamismo, attività ed evoluzione. Di conseguenza, dovette avvenire la ristrutturazione in due terzi di energia positiva e un terzo di energia negativa per dare origine a un movimento dinamico che da quel momento determinò il ritmo dell'infinito e fece fluire le forze creative e creatrici nell'universo.

Ripeto: la ristrutturazione delle forze fu necessaria come forza motrice per la creazione con il suo movimento, con la sua attività ed evoluzione dell'universo, poiché tra due poli che vibrano allo stesso modo si può verificare solo un movimento minimo.

Lo Spirito Padre-Madre è nel contempo il Principio donatore e il Principio ricevente. I due terzi di forza positiva, la parte paterna, rappresentano il principio donatore. Il terzo di energia negativa, ossia la parte materna, è il principio ricevente. Dall'azione di scambio di queste due forze nasce la corrente dell'amore. Questa corrente di amore si intensificò nelle forze primordiali e incominciò a dare forma e configurazione alla creazione, iniziando in se stessa.

Le sette forze basilari di Dio vengono definite anche come segue: le prime quattro forze basilari costituiscono le essenze divine, sono le forze creatrici, e le tre forze basilari successive sono le tre caratteristiche divine e sono le forze della figliolanza, che elevano alla figliolanza l'essere naturale che si è sviluppato nei regni celesti dei minerali, delle piante e degli animali e che ha assunto forma.

L'infinito è in continua espansione ed evoluzione

Tutto l'infinito è un moto perpetuo potenziato con energia propria: il Sole Centrale Primordiale, costituito da due terzi di energia primordiale positiva e un terzo negativa, effonde le sue energie nel cosmo attraverso i sette soli-prisma. Nel cosmo le forze primordiali vengono assorbite dagli esseri spirituali, dai minerali spirituali, dalle piante e dagli animali spirituali, dagli esseri naturali e dagli astri.

La forza primordiale è armonia e moto continuo. Tutto ciò che essa riesce a pervadere completamente rimane in armonia. Tutto ciò che è puro è quindi in costante sintonia e movimento.

Dato che ogni movimento produce a sua volta energia, alla massa primordiale ritorna più energia di quanta essa ne emani. Di conseguenza, l'azione di scambio tra la forza positiva e quella negativa nel Sole Centrale Primordiale si rafforza. Infatti, dall'infinito le sette volte sette forze scorrono nuovamente verso il Sole Centrale Primordiale, dove confluiscono nell'unica corrente, nella forza universale. Questa scorre poi nuovamente nei sette soli-prisma, nei soli delle essenze e delle caratteristiche; attraverso di essi, viene scomposta negli spettri di luce dell'infinito e inviata di nuovo nel cosmo. In questo modo tutti gli astri, gli esseri spirituali, i regni naturali, le anime e gli uomini sono in continuo movimento. Dopo un ciclo prestabilito, una parte dell'energia viene nuovamente riassorbita dal Sole Centrale Primordiale, dove viene potenziata, per scorrere poi nuovamente nell'infinito attraverso i soli-prisma, quale corrente, ossia forza primordiale. In tal modo anche le sfere di purificazione, i mondi semimateriali e materiali ricevono la forza primordiale, lo Spirito Santo, in base alla loro evoluzione spirituale, ossia in base al potenziale spirituale di cui dispongono.

La nascita della creazione perfetta con le forme pure di esistenza dopo alcune creazioni preliminari

Il principio divino, ossia il principio donatore e ricevente, è il movimento perenne che si potenzia. Di conseguenza, anche l'universo è in continua espansione ed evoluzione.

All'inizio della creazione ciò avvenne in piccolo. Inspirando ed espirando costantemente l'energia primordiale, lo Spirito operò e opera la continua espansione dell'infinito e l'evoluzione degli esseri. In questo modo ebbe origine la creazione perfetta dei mondi celesti.

Con l'aumentare del movimento nei due poli identici del Sole Centrale Primordiale e con la ristrutturazione dell'energia primordiale in due terzi positivi e un terzo negativo, l'energia primordiale si intensificò. Lo Spirito universale ne fece scorrere continuamente una parte nell'universo e iniziò a "modellare" con questo etere luminoso. Furono necessarie alcune creazioni preliminari prima che il "modello" fosse completamente sviluppato e prima che lo Spirito universale, che divenne così anche il Dio Padre-Madre, potesse dare completamente vita al Suo modello.

Le pulsazioni sempre più intense che l'energia primordiale inviò nell'universo vi provocarono movimenti turbolenti. Dal Sole Centrale Primordiale, dalla luce primordiale, scaturisce l'etere luminoso, la massa spirituale plasmante. Una parte dell'etere di luce fu utilizzata dallo Spirito universale per modellare, mentre l'altra parte fu irradiata come forza creatrice e formatrice. Questa forza creatrice e formatrice dell'etere di luce non è una forza onnipresente, ma energia che serve a dare forma nella dimensione spirituale.

Con l'intensificarsi dell'attività delle due particelle primordiali identiche si creò un potenziale energetico sempre più forte. Nel corso delle creazioni preliminari, nelle quali lo Spirito portò ogni cosa in sintonia e in armonia nell'etere di luce, avvenne la ristrutturazione in due terzi di energia positiva e uno di energia negativa. Allo stesso tempo lo Spirito universale – l'Intelligenza o energia primordiale – fece scorrere coscientemente nell'infinito una parte dell'energia primordiale negativa verso l'etere luminoso plasmante. In questo etere di luce plasmante si trovò, da allora, una parte della massima intensità luminosa della forza primordiale negativa. Questa parte di forza negativa onnipresente diede origine alla caduta.

*Gli esseri spirituali riconobbero
il Principio Primordiale come l'unico
onnipresente, il Dio Padre-Madre,
e divennero in tal modo Suoi figli
e Sue immagini*

Nella creazione perfetta ogni essere spirituale creato e generato ricevette un determinato quantitativo di questa forza primordiale negativa onnipresente. I primi esseri spirituali creati e generati ne ricevettero in maggior misura di coloro che furono generati successivamente, dato che i primi esseri spirituali possedevano e possiedono una forza di irradiazione più intensa.

I primi esseri spirituali accettarono la forza negativa onnipresente. In tal modo divennero Spirito del Suo Spirito. Il loro compito era, tuttavia, di assorbire dentro di sé questa parte di energia negativa onnipresente, trasformarla spontaneamente in energia creatrice e plasmante e immettersi poi nella corrente originaria come figli di Dio. In questo modo rinunciavano volontariamente all'onnipresenza e riconoscevano il Dio Padre-Madre, il Creatore dell'infinito, come unico onnipresente che li aveva contemplati, creati e portati alla perfezione nel concepimento spirituale. Così facendo, gli esseri spirituali accettarono la figliolanza e attivarono in sé le caratteristiche della figliolanza: la pazienza, l'amore e la misericordia. Allo stesso tempo riconobbero l'energia primordiale, il Dio Padre-Madre, come unico Principio primordiale onnipresente.

In questo modo ebbe origine il rapporto Padre-figlio. Questi esseri spirituali divennero immagini del Padre nella loro forma e configurazione. Con il loro potenziale di luce non erano e non sono tuttavia onnipresenti, bensì consapevoli di tutto l'universo. Ciò significa che possono contemplare e comprendere ogni cosa nella loro coscienza e muoversi da un punto all'altro, ossia sono liberi in tutto l'infinito.

Come ho brevemente rivelato, il Principio Padre-Madre ebbe origine da varie creazioni preliminari, che costituirono i primi passi verso la creazione vera e propria. L'etere luminoso – l'energia fluente – dovette a poco a poco confluire nell'energia che aveva assunto forma. Ciò avvenne nelle creazioni preliminari.

La ristrutturazione della forza primordiale per metà positiva e per metà negativa in due terzi di positiva e un terzo di negativa, avvenne nel corso di eoni. In questo periodo, lo Spirito universale espirò in continuazione, modellò l'etere di luce e lo inspirò nuovamente, fino a che la creazione fu messa a punto e fu conforme all'armonia primordiale, alla visione contemplata dallo Spirito universale.

Con questo "intessere e intrecciare" del Dio Padre-Madre, con la ristrutturazione di una parte dell'energia primordiale negativa – nel corso della quale l'etere che scorreva all'interno e all'esterno della luce primordiale diede origine a movimenti inimmaginabili – ebbe origine anche la polarità. Essa scaturì dal Principio Padre-Madre, dal Principio donatore e ricevente. Il Padre, ossia i due terzi di forza positiva, è il Principio donatore. La Madre, ossia il terzo di energia negativa, è il Principio ricevente. Per questo, il Dio Padre-Madre è nell'energia unica, nell'energia primordiale, nella forza onnipresente.

*Per eoni lo Spirito universale
lasciò agli esseri che ancora esitavano
il libero arbitrio per decidersi*

Gli esseri creati da Dio, e anche coloro che erano stati concepiti per primi, avrebbero dovuto riconoscersi spontaneamente come figli del Dio Padre-Madre per divenire in tal modo immagini del Padre, liberi e indipendenti, ma non onnipresenti.

Le prime elevatissime intensità di luce, ossia i primi figli creati e concepiti, accettarono – tranne alcuni – di divenire esseri dell'assoluto, tuttavia non onnipresenti. Lo Spirito universale, il Dio Padre-Madre, accolse nella Sua corrente di amore gli esseri che non riuscivano ancora a fare questo passo verso la figliolanza, ma non li accettò ancora come eredi dell'infinito. Egli lasciò loro per eoni la libertà di decidere.

Conferì invece consapevolmente il libero arbitrio a tutti coloro che Lo accettarono e accolsero come Principio Padre-Madre onnipresente, accogliendoli come eredi dell'infinito. Lasciò per eoni il libero arbitrio anche agli esseri ancora indecisi, tuttavia non donò loro ancora l'eredità di essere coscientemente figli dell'infinito.

Malgrado l'indecisione di alcuni esseri, la creazione, che si espandeva sempre più, si popolò di esseri di luce generati nello Spirito. Ogni essere possedeva in sé un determinato quantitativo di energia onnipresente che avrebbe dovuto trasformare spontaneamente per immettersi quale figlio nella Corrente primordiale. In questo consisteva il riconoscere e l'accettare lo Spirito Padre-Madre quale unità e unica forza onnipresente. Una gran parte degli esseri spirituali, sia dei princìpi maschili che di quelli femminili, accettò la figliolanza e la polarità, mentre negli esseri spirituali ancora indecisi il quantitativo di forza negativa onnipresente rimase in ampia misura latente.

Il Dio Padre-Madre accettò nella figliolanza tutti i figli creati e generati, ma accolse nelle sette forze basilari solo coloro che avevano immesso il quantitativo di forza primordiale negativa onnipresente nelle forze della figliolanza, che sono la pazienza, l'amore e la misericordia. In tal modo essi acquisirono il libero arbitrio e poterono prendere possesso di tutte le energie cosmiche e farne uso secondo la Legge.

La manifestazione della forza primordiale onnipresente, il Padre Primordiale o Dio-Padre. Il Suo duale spirituale, il principio femminile più elevato

Lo Spirito universale si diede già forma anche nelle creazioni preliminari. Nel corso della creazione preliminare, da una parte dell'etere luminoso si costituirono la forma abbozzata del Padre e quella della Madre. Nelle creazioni preliminari esistevano quindi solo la forma abbozzata del Padre e quella della Madre, ossia due figure spirituali non ancora perfettamente modellate.

Nelle creazioni preliminari non erano ancora maturate perfettamente nemmeno le forme dei mondi spirituali degli animali e delle piante. Tuttavia, dato che lo Spirito universale continuò a inspirare i primi modelli, ossia le forme abbozzate, ma non ancora perfette, fino a che non divennero assolute, anche la forma abbozzata della madre ritornò nell'energia primordiale onnipresente.

Nella creazione definitiva, tuttavia, la forza primordiale onnipresente del Principio-Padre e del Principio-Madre era ed è tutt'uno.

La manifestazione, l'eterno Padre celeste, il Padre primordiale, è il Padre di tutti i figli. Egli è, dunque, l'unico Essere che, con la Sua irradiazione, è tutt'uno con la Legge onnipresente e, allo stesso tempo, unisce in essa i due poli Padre-Madre. L'eterno Padre viene chiamato Padre primordiale, perché unisce e personifica le forze primordiali, il Principio Padre-Madre, in un unico essere, nel Padre primordiale.

La Madre primordiale non è al fianco del Padre primordiale come essere che rappresenta la parte negativa onnipresente, ossia la parte materna. A fianco del Padre primordiale, che racchiude in Sé e irradia anche la forza negativa primordiale onnipresente, ossia lo Spirito materno, si trova il Suo duale. Il Suo duale non ha in sé la forza onnipresente. Nelle forze basilari dello Spirito, che sono pazienza, amore e misericordia, il duale è figlio, in quanto i figli di Dio sono caratterizzati come esseri dalle tre caratteristiche della figliolanza.

Mentalità, polarità e dualità, le forze formatrici, creatrici e generatrici che vibrano all'unisono

Nella creazione esistono la mentalità, la polarità e la dualità. Le forze che hanno la stessa vibrazione si attirano. Sia la polarità, sia la mentalità e la dualità sono forze che attirano le energie che hanno la stessa vibrazione, che si collegano e agiscono insieme in base al tipo di vibrazione, che può essere polarità, mentalità o dualità. Dalla dualità scaturisce il potenziale energetico spirituale per generare altri figli dei cieli. I duali, ossia i princìpi positivo e negativo, generano insieme i figli spirituali e rappresentano per essi l'aspetto paterno e materno. Tuttavia, al di sopra di tutto si trova il Padre primordiale, la manifestazione che personifica il Principio Padre-Madre nell'energia onnipresente della Legge, nella forza primordiale.

Anche la manifestazione del Padre primordiale si scelse un duale che era ed è alla pari di tutti gli esseri spirituali femminili, con l'unica differenza che il Padre primordiale trasmise al duale da Lui contemplato un quantitativo di forza primordiale negativa onnipresente maggiore di quella trasmessa agli altri figli, dato che esso avrebbe dovuto corrisponderGli sia a livello di vibrazione che di irradiazione. Infatti, un potenziale di forze attira un altro potenziale di forze uguale. Dio-Padre, la manifestazione della forza primordiale, ossia il Padre primordiale, possiede quindi il più alto potenziale di luce di tutto l'infinito, più di tutti i Suoi figli, siano essi princìpi maschili o femminili.

Il duale spirituale del Padre primordiale non godeva di alcun vantaggio rispetto agli altri esseri spirituali. Anche il duale dell'Eterno, del Padre primordiale, dovette trasformare, ossia immettere, il quantitativo di forza primordiale negativa trasmessogli e dimostrarsi figlia tra i figli di Dio nelle tre caratteristiche della pazienza, dell'amore e della misericordia.

Breve riassunto

Io, il Cristo, il Redentore, ripeto nuovamente affinché possiate comprendere meglio.

Il Padre primordiale inspirò, quindi, nel primo principio femminile creato una quantità di forza primordiale negativa onnipresente maggiore di quella data a tutti gli altri esseri spirituali, compresi quelli che furono generati successivamente nel corso della creazione. Il primo angelo femminile ricevette pertanto una maggiore quantità di forza primordiale negativa onnipresente, per essere così equiparato alla forza potenziata del Padre primordiale.

Quanto segue è un esempio del principio spirituale secondo il quale "il simile attira il simile". Gli esseri spirituali che hanno le stesse o simili attitudini nelle sette forze basilari operano insieme per adempiere i loro compiti spirituali per il Tutto; per esempio, gli esseri che hanno aspetti, e quindi attitudini, che vibrano in modo analogo nella forza basilare della caratteristica della Volontà e che hanno quindi un'energia, potenziata nella stessa misura, proveniente dalla forza basilare della Volontà, si completano più intensamente. Ciò costituisce la polarità e la mentalità, l'attrazione e la comunicazione delle stesse forze.

Se dal complesso delle forze con la stessa vibrazione della polarità e della mentalità risulta una dualità, allora il principio maschile e quello femminile operano intensamente insieme e tuttavia in unità con tutti gli esseri.

Il primo angelo femminile creato accettò la parte della figliolanza, ossia il quantitativo di forza primordiale negativa onnipresente, ma non l'accolse dentro di sé, dato che non immise la sua parte di forza onnipresente nella forza universale fluente, ossia nello Spirito Padre-Madre. Egli non riusciva ad accettare di non poter rappresentare l'onnipresenza della parte materna onnipresente.

Gli esseri che, nel corso della creazione, immisero la propria parte di forza primordiale negativa nella corrente Padre-Madre ottennero il libero arbitrio assoluto in tutto l'infinito e per tutta l'eternità. Questi esseri abbracciano tutto nella loro coscienza. Grazie alla coscienza universale, l'essere spirituale si può muovere in tutte le sfere dell'infinito; gli sono aperte tutte le possibilità conformi alla Legge, poiché, avendo immesso la forza primordiale negativa onnipresente, è divenuto lui stesso la Legge.

Il principio che crea, dà forma e genera comprende il libero arbitrio. Nel corso degli eoni dell'eternità, Dio diede ai Suoi figli la possibilità di immettere nella corrente onnipresente la loro parte di forza primordiale negativa. Anche se il primo principio femminile non lo aveva ancora fatto, il Padre primordiale prese come Suo duale questo primo principio femminile creato, la creatura più bella nella sua irradiazione, per dimostrare così ciò che si esprime in tutti gli esseri e in tutte le forme nella creazione: la mentalità, la polarità e la dualità, le forze formatrici, creatrici e generatrici che hanno la stessa vibrazione.

Tutto è possibile a colui che è la Legge. Egli ha la libertà di muoversi in tutto l'infinito. L'essere spirituale vede in sé le sfere celesti con i relativi astri, esseri e regni naturali e può soffermarsi in una sfera dentro di sé oppure recarvisi a una velocità indescrivibile con parole umane.

Dio trasmise al Figlio primo-contemplato una parte della Sua forza primordiale positiva e Lo nominò Coregnante. Il duale spirituale si sentì svantaggiato

Quando Dio-Padre trasmise al Suo Figlio primo-contemplato, in parte creato e in parte generato, un quantitativo della forza primordiale positiva onnipresente e Lo nominò Coregnante dei cieli secondo la Legge eterna, nel primo principio femminile iniziò ad attivarsi quella parte di forza primordiale negativa onnipresente ancora latente. Il duale spirituale del Padre primordiale desiderava essere come Dio, ossia essere onnipresente nell'energia fluente, così come lo è il primo Figlio nelle quattro essenze divine.

Il primo principio femminile riconobbe, quindi, sempre più di essere, come figlia, come duale, allo stesso livello di tutti i figli e le figlie e duali femminili – con l'unica differenza che essa possedeva una maggiore intensità di luce rispetto agli altri princìpi femminili.

Nel più elevato essere femminile maturò sempre più la sensazione negativa di voler essere come Dio. Egli non voleva immettere nelle caratteristiche della figliolanza il quantitativo di forza primordiale negativa onnipresente che possedeva, dato che in quella parte di forza primordiale negativa onnipresente vedeva la possibilità di divenire nuovamente onnipresente nella corrente divina. Come principio femminile, voleva essere uguale al primo-contemplato, al Coregnante. L'angelo femminile si sentì perciò svantaggiato, dato che il suo potenziale energetico di un tempo, ora manifestato, che avrebbe dovuto trasformare per la figliolanza e la dualità e che un tempo era stato parte della forza primordiale onnipresente, non era più onnipresente.

L'angelo femminile più elevato si ribellò contro la Legge Assoluta e attirò altri esseri spirituali dalla sua parte. Rifiutò il duale nel rapporto di figliolanza

La delusione di non poter più essere nell'onnipresenza e di non poterne più far parte, malgrado tutti i suoi tentativi persistenti, fece maturare nel più elevato angelo femminile il pensiero della caduta. Egli si ribellò contro la Legge Assoluta. Animato dal desiderio di essere onnipresente con la sua parte di eredità, cercò di attirare a sé, per realizzare il suo intento, molti esseri spirituali, sia maschili che femminili. Il principio femminile più elevato toccò la parte onnipresente di energia primordiale negativa in molti esseri spirituali dei cieli, soprattutto in coloro che non erano ancora entrati nel rapporto della figliolanza o che lo erano solo in parte. Tuttavia, con il pensiero della caduta influenzò anche alcuni esseri spirituali che avevano già immesso la parte di forza primordiale negativa nella corrente onnipresente. Gli esseri che erano stati attirati e influenzati dal primo angelo femminile condivisero poi il suo modo di sentire e si unirono a lui.

Dopo aver vissuto a lungo in sintonia con le Leggi divine nel periodo di grazia che durò eoni, nel corso del quale avrebbe dovuto immettere nella corrente la forza primordiale negativa, il primo principio femminile rifiutò il duale nel rapporto di figliolanza, poiché voleva essere come Dio, ossia onnipresente, nell'equilibrio della vibrazione di forza positiva e negativa.

Con questa rivelazione, che tende un arco dal rapporto di forze inizialmente uguale della forza primordiale per metà positiva e per metà negativa, fino alla creazione delle eterne forme dell'Essere, Io, lo Spirito della verità, ho donato solo alcune brevi spiegazioni, affinché l'uomo impari a comprendere meglio la legge di causa ed effetto, di semina e raccolta. Chi cerca la verità potrà così apprendere e riconoscere il motivo della caduta, ossia il motivo per cui il primo angelo femminile voleva riportare la propria parte di forza primordiale negativa onnipresente nella forza universale, dalla quale era scaturito, divenendo così forza formatrice, creatrice, generatrice e anche ricevente.

Il Cristo impedì agli esseri della caduta di realizzare i loro intenti

Se il primo principio femminile fosse riuscito a realizzare i propri propositi di essere come Dio, ossia onnipresente, tutte le forme spirituali si sarebbero dissolte, dato che la parte di forza negativa che racchiude in sé la figliolanza sarebbe fluita nuovamente nella forza primordiale. La dissoluzione di tutte le forme spirituali avrebbe ristabilito il principio originario di parità, cioè una forza per metà positiva e per metà negativa.

Negli insegnamenti orientali si ritrova, in parte ancor oggi, questo concetto di parità (ossia forza per metà positiva e per metà negativa), poiché l'atto definitivo della creazione di Dio non è conosciuto in tutti i particolari. Per questo motivo molti uomini, in particolare in Oriente, non accettano Me, il Coregnante, il Cristo, e di conseguenza neppure la forza parziale della forza primordiale, la Mia eredità di Dio, che è la redenzione di tutte le anime. Pertanto ancor oggi, in particolar modo in Oriente, si parla della dissoluzione di tutte le forme.

La caduta, detta anche caduta degli angeli, ebbe origine da questo evento della creazione ed è una turbolenza ancora in atto. La sua vibrazione si è raddensata fino a divenire sostanza solida, ossia materia.

Tramite la forza parziale della forza primordiale, la forza del Cristo che Io Sono, tutte le anime raggiungeranno nuovamente la purezza e, grazie a ciò, ritroveranno l'unità divina; in tal senso Dio lascia loro il libero arbitrio.

Con la suddivisione della Mia eredità, che agisce in ogni anima sotto forma di scintilla, venne impedita la dissoluzione di tutte le forme. Io, il Cristo, il Redentore di tutte le anime, ristabilirò l'unità cosmica assoluta in base all'eterno piano della creazione, per mezzo della Mia eredità, la forza parziale della forza primordiale.

La forza redentrice protegge e aiuta le anime e gli uomini di buona volontà sulla via dell'evoluzione che conduce a Dio

La forza parziale della forza primordiale, ossia la forza del Cristo, è attiva nella legge di causa ed effetto e agirà fino a che tutte le anime avranno abbandonato la ruota della reincarnazione. La ruota della rinascita è costituita dalle quattro sfere di purificazione.

La via dell'evoluzione dell'anima per liberarsi dalla legge di semina e raccolta ha inizio con la realizzazione delle Leggi eterne.

La Mia forza redentrice agisce più intensamente nelle anime incarnate, ossia negli uomini, che nelle anime che non si trovano in veste terrena, ma nelle sfere di purificazione. La grazia che si riversa nell'anima e nell'uomo offre allo stesso tempo protezione all'anima di buona volontà e all'uomo che aspira alla perfezione. La protezione data dalla Mia grazia che agisce più intensamente è necessaria per chi aspira al Divino, in particolar modo nei primi tempi, quando chi anela a Dio fa i primi passi sulla via evolutiva che riconduce a Lui. Infatti, sulla Terra vivono, a stretto contatto, persone con diversi livelli di coscienza; quindi il pericolo di incolparsi è molto grande. Vivono, a stretto contatto, persone che aspirano alla purezza e alla castità e persone che si lasciano andare all'immoralità, che trasmettono aggressività e insultano il prossimo se non fa ciò che esse vogliono.

La materia è la manifestazione di forme di pensiero negative e, dal punto di vista spirituale, è apparente, ossia effimera

Nel corso di milioni di anni, la turbolenza causata dagli esseri della caduta si raddensò sempre più. Le sensazioni e i pensieri negativi, il voler possedere, essere e avere presero e prendono forma come irradiazione raddensata, cioè materia. Lo stadio di cristallizzazione più solido, la materia, non è altro che la manifestazione di forme di pensiero. Essa deriva dal mondo di sensazioni e pensieri errati degli esseri della caduta, ma anche degli esseri spirituali che vennero in soccorso ai loro fratelli e sorelle – ossia agli esseri della caduta – e che si lasciarono coinvolgere dal mondo materiale.

Dal punto di vista spirituale, la materia, ossia la sostanza grossolana, è solo relativa e non reale. E' apparente e non esiste realmente.

Anche i mondi parzialmente materiali e le sfere di purificazione si formarono a causa del pensiero della caduta: voler essere come Dio, e non essere divini.

Dio è onnipresente e l'essere spirituale, che con la propria coscienza elevata contempla e sperimenta dentro di sé ciò che avviene e si verifica nell'infinito, è divino.

Il Cristo dona questa rivelazione per risvegliare alla vita le anime e gli uomini

Io, il Cristo, il Figlio del Padre vivente ed eterno, il Coregnante dei cieli, il Redentore di tutte le anime e di tutti gli uomini, Mi rivelo, affinché un numero sempre maggiore di anime e di uomini si riconosca e apprenda e sperimenti dentro di sé l'origine della propria vita. Vi trasmetto conoscenze sempre più profonde della Legge che vige eternamente, la vita, affinché le anime e gli uomini comprendano esattamente le Leggi dell'amore e della vita e imparino ad accettarle.

Anche questa rivelazione, che proviene dal Mio Spirito, ha lo scopo di darvi ulteriori conoscenze in merito alla vita dello Spirito, per aiutare molte anime e uomini a giungere alla libertà interiore, alla vita nello Spirito del Padre Mio e loro. Le anime e gli uomini dovrebbero prendere coscienza della forza delle sensazioni, dei pensieri, delle parole e azioni, che danno l'impronta alla loro vita, che li possono rendere liberi oppure portare loro miseria, pene, preoccupazioni e malattie, a seconda del modo con cui l'anima percepisce e l'uomo pensa e agisce.

E' l'uomo che edifica e dà forma al proprio destino. Le sue sensazioni, i suoi pensieri, le sue parole e opere sono mattoni con i quali può costruire una vita felice, oppure una vita nella miseria, malattia e sofferenza. Ciò che si trova nell'anima, gli aspetti luminosi o oscuri, sarà manifesto all'uomo in una delle sue vite terrene.

Ciò che Io rivelo dovrebbe essere riconosciuto e compreso nel suo significato, affinché possano venire alla luce le profonde saggezze che dicono molto di più della lettera in se stessa. La parola come tale dice ben poco. La vibrazione che scaturisce da Me, l'eterno Spirito, e compenetra ogni parola permette di riconoscere le profonde saggezze, la verità.

Ciò che l'uomo riesce ad afferrare e comprendere dalle Mie parole, che sono vibrazioni, risveglia l'anima e l'uomo alla vita in Me, lo Spirito. L'uomo diviene ricettivo per l'eterna verità, dato che chi proviene dalla verità conosce la Mia voce.

Le Mie pecore conoscono la Mia voce.

L'universo fa parte dell'unità che è Dio ed esiste perché l'energia primordiale lo pervade con il suo soffio e lo vivifica. Gli esseri spirituali puri sono composti da una duplice unità: spirito e corpo spirituale. L'uomo è costituito da una triplice unità: spirito, anima e corpo

La molteplicità che l'Onnipotente ha contemplato nel Tutto e che ha fatto scaturire dall'unità rimane, vive e opera nell'unità nel grande Tutto.

Di questa molteplicità, che vive grazie alla legge dell'unità e che si riconosce a sua volta nel Tutto, dove si sente protetta, fanno parte tutte le forme di vita: sia la creazione pura ed eterna con i regni naturali celesti e con gli esseri celesti puri, gli esseri spirituali, sia la sostanza parzialmente raddensata, la materia solida e le sfere di purificazione con i loro esseri, anime e uomini. Tutto fa parte dell'unità, Dio.

Attraverso la forma-pensiero manifestata, ossia l'involucro materiale, l'essere umano, si formò la trinità: spirito, anima, corpo. Questa trinità esiste solo nel caso in cui si incarnano anime parziali o esseri spirituali incolpati, ossia anime, vale a dire nel caso di animali che hanno un'anima parziale o di uomini che hanno in sé un'anima matura quale portatrice di vita.

Ciò che non è incarnato, ciò che non vive in un involucro materiale, non è costituito dalla trinità. Le pietre e le piante non hanno un'anima, ma vengono animate da raggi vitali divini. Le pietre e le piante vengono quindi definite duplici. Esse sono costituite dal raggio spirituale, oppure da più raggi spirituali, e dall'involucro, ossia dalla forma esteriore.

Tutti i corpi puramente spirituali degli esseri dei cieli sono duplici. Essi sono una duplice unità: spirito, ossia energia divina fluente, ed energia che ha assunto forma.

Lo sviluppo del corpo puramente spirituale avviene con la compressione dell'etere e il potenziamento della forma spirituale. Da questa si è formata e si forma a poco a poco una struttura di particole spirituali.

Nei mondi dei cieli la compressione e il potenziamento hanno inizio dal minerale spirituale e proseguono attraverso i regni vegetale e animale, fino a che la forma armonica di un essere naturale raggiunge la figliolanza di Dio: la forma puramente spirituale, il corpo puramente spirituale detto anche corpo etereo. In questo corpo c'è la forza primordiale, la vita, l'energia primordiale, chiamata anche energia divina.

Sia il corpo spirituale che l'uomo non sono in grado di vivere senza l'energia primordiale, senza Dio. Allo stesso modo, nemmeno le forme di vita materiali come le pietre, le piante, gli animali e gli uomini possono esistere senza l'energia primordiale.

Nel Regno puramente spirituale esiste la duplice unità, la duplicità: Spirito e corpo spirituale. L'uomo è costituito dalla triplice unità, detta anche trinità: lo Spirito, ossia la forza primordiale, l'anima e il corpo fisico.

Tutto l'universo – sia la parte visibile che gli universi invisibili – esiste perché l'energia primordiale, Dio, lo pervade con il Suo soffio e lo vivifica. La Legge, l'amore, è costituita dalle quattro essenze e dalle tre caratteristiche di Dio. Queste sette forze basilari sono il Principio che mantiene in vita ogni cosa, chiamato anche energia primordiale, Dio, o Spirito Santo.

Tutte le forme spirituali pure sono l'essenza che proviene dall'energia primordiale e possiedono in sé tutte le forze dell'infinito. Tutto è Spirito del Suo Spirito. Il Principio vitale eterno, lo Spirito Santo, opera tramite le forme create, tramite il corpo etereo e tramite tutto l'Essere.

Il pensiero della caduta trasformò a livelli più bassi una parte dell'energia primordiale che aveva assunto forma, alcune parti di pianeti spirituali e, con essi, i collettivi delle pietre, delle piante e degli animali. Nel corso del tempo, con il susseguirsi di ulteriori azioni contrarie alla Legge, da questa trasformazione dell'energia a massimo livello in vibrazione a basso livello, ossia in materia, derivò la legge di causa ed effetto, la legge di semina e raccolta, chiamata anche legge causale.

Quando, a poco a poco, si formò l'involucro del corpo spirituale, ossia il corpo fisico, ne derivò la trinità: lo Spirito di Dio nel corpo etereo, chiamato ora anima, e l'involucro, ossia il corpo umano; quindi, Spirito, anima e uomo.

L'involucro che avvolge lo Spirito e l'anima, cioè l'uomo, è condizionato dal tempo ed è, quindi, effimero. Tutto ciò che non è di sostanza puramente sottile non perdura nel tempo.

Ogni essere "vede" solamente ciò che corrisponde al suo livello di coscienza. Per l'Essere puro tutto è chiaro e manifesto. Ampliamento della coscienza. Uno sguardo nelle sfere più elevate

Tutto l'Essere si basa sull'energia, sull'irradiazione, sulla vibrazione. Tutto è vibrazione: sia i cieli puri, con gli esseri spirituali puri e i regni spirituali dei minerali, dei vegetali e degli animali, sia la materia con le sue forme e gli uomini sia le sfere parzialmente materiali con gli esseri e le forme di vita semimateriali, sia le sfere di purificazione con le loro anime.

Gli esseri spirituali puri conoscono ogni sfera, sia nei cieli puri sia nei regni delle anime e nella materia solida. Tutti gli altri esseri, come per esempio le anime nelle sfere di purificazione, hanno una visione limitata delle cose, che corrisponde allo sviluppo della loro coscienza.

Gli uomini che sono orientati esclusivamente sulla materia vedono solo la materia e ciò che è simile ad essa. Gli uomini che cercano dentro di sé il Regno di Dio, che lo dischiudono e che si sono elevati spiritualmente, ossia a livello di vibrazione, al di sopra delle quattro sfere di purificazione, riconoscono e contemplano dentro di sé le vere Leggi; essi hanno una visione di ciò che avviene al di là della materia e delle sfere di purificazione. Si sono risvegliati alla figliolanza nello Spirito dell'infinito.

Pertanto, quando l'anima nell'uomo avrà raggiunto questo ampliamento della propria coscienza e avrà attraversato le quattro sfere di purificazione, ossia quando si troverà nella coscienza della figliolanza divina, all'anima e all'uomo sarà manifesto ciò che si trova al di là della materia: il modo di operare e la vita dello Spirito.

Le forme pure splendono di luce propria. Esse non vengono irradiate da un sole, come lo è l'uomo. La forza primordiale si irradia nel loro interiore e attraverso di esse.

Al contrario, l'universo materiale e, di conseguenza, anche il corpo fisico vengono irradiati dall'esterno da soli e pianeti e quindi non sono compenetrati dai raggi. E' per questo che la materia è visibile. Se la luce non irradiasse i corpi e gli oggetti, non vi sarebbero riflessi e le cose non sarebbero visibili. Un'anima disincarnata è in grado di percepire e di vivere solo nelle sfere che essa ha attivato dentro di sé sotto forma di luce e forza.

L'anima e l'uomo riescono quindi a percepire solo ciò che essi hanno attivato in sé sotto forma di luce e di forza. Un'anima può riflettere ciò che ha realizzato nel corso del suo cammino verso la luce divina. In essa può divenire attiva solo l'irradiazione che ha dischiuso nuovamente dentro di sé realizzando le eterne Leggi. Questo è ciò che si intende per ampliamento della coscienza.

Se un'anima è ancora molto legata alla Terra, non è in grado di avere una visione delle sfere più elevate e più luminose, dal momento che non ha ancora sviluppato dentro di sé la frequenza elevata di queste sfere di vita. La sua coscienza è, quindi, ancora limitata. Le sfere elevate non possono ancora riflettersi dentro di lei, perché sono ancora ricoperte dalle sue colpe.

Se vi sono legami karmici verso sfere più elevate, all'anima che ha ancora una vibrazione più bassa viene a volte data la possibilità di guardare verso l'alto, in sfere più luminose, immettendole temporaneamente più energia. L'anima vede dentro di sé i legami karmici ancora presenti che esistono forse anche nei confronti di una sfera più elevata. In tal modo viene stimolata a perdonare oppure a chiedere perdono.

Questa possibilità di gettare uno sguardo in sfere superiori avviene nel seguente modo: la coscienza dell'anima si amplia momentaneamente grazie a un'irradiazione più intensa, che le viene data tramite i pianeti che la guidano e sotto il cui influsso essa ancora si trova. L'anima contempla le colpe ancora esistenti nella sua coscienza. In tal modo viene portata a riconoscerle per poi perdonare o chiedere perdono.

Lo stesso avviene in un'anima incarnata in un corpo umano. L'anima e l'uomo maturano solo tramite l'autoconoscenza, la realizzazione e il perdono. Sia l'anima nelle sfere di purificazione sia l'uomo vengono ripetutamente esortati dall'eterna Legge, tramite la legge causale, ossia la legge di causa ed effetto, a riconoscere se stessi e ad aspirare a una vita secondo la Legge dell'amore. Quanto più un'anima e un uomo sono limitati, tanto più l'uomo è legato ai propri concetti. In molti casi non sente il richiamo dell'eterna Legge, perché vive immerso nelle sue opinioni e quindi, spesso, vive contro la Legge eterna.

Gli esseri puri, invece, vivono la Legge e sono quindi la Legge stessa, splendono di luce propria. Le loro sensazioni primordiali spirituali non sono offuscate in alcun modo. Essi contemplano ogni cosa nella giusta luce e riconoscono quindi tutti i processi che avvengono nella Totalità.

Ciò che è puro, assoluto, non afferma la limitazione del tempo e dello spazio. Per questo, a lungo andare, non può esistere alcuna limitazione. Dio vede la limitazione, tuttavia non l'approva.

Per l'essere puro, per la coscienza pura, tutto è chiaro e manifesto. Ciò che è puro compenetra tutto, anche la materia, tutti i soli, i mondi e gli uomini. Noi consideriamo la materia come sostanza solida, mentre essa è, come ogni cosa nell'infinito, vibrazione, energia.

L'uomo spiritualmente cieco e sordo non conosce il proprio vero essere e non riesce più a percepire Dio dentro di sé

Ciò che è puro vede e afferma l'Essere, non l'apparenza. Fino a che l'uomo si lega ancora a persone e a cose con desideri e opinioni, rimarrà legato anche al tempo e allo spazio, e il suo vero essere gli rimarrà celato, fino a quando, cercando di scoprire la propria vera origine e il proprio vero essere, si impegnerà a vedere le cose come sono veramente e non come appaiono.

Se riuscirà a esaminare e sperimentare se stesso, non interverrà più nelle leggi della natura; egli considererà l'uomo come il riflesso dell'eterno Padre e rispetterà la vita del suo prossimo e del suo secondo prossimo, ossia delle piante e degli animali, di tutta la natura. Solo allora avranno fine le sofferenze, pene, malattie, la fame e la morte spirituale.

Ciò che l'uomo semina lo raccoglierà. Chi agisce contro la ferrea Legge universale agisce contro se stesso. Molti continuano a seminare sempre più cause. A ogni causa, di cui non ci si è pentiti in tempo e che non è stata espiata, segue un effetto.

Molti hanno continuato e continuano ancora a intensificare cause come l'odio, l'invidia, la sofferenza, la distruzione, malattie e ogni altra avversità e pena. In tal modo la coscienza del singolo si è limitata e si limita e, di conseguenza, l'anima e l'uomo non riescono più a percepire la sensazione primordiale, lo Spirito di Dio, la voce dell'Onnipotente.

Pertanto, sono pochi gli uomini che possono essere guidati direttamente da Dio, l'eterna Legge. Tutti gli altri sono guidati da Dio, l'eterna Legge, tramite la legge causale: ciò che l'uomo semina lo raccoglierà.

Un gran numero di uomini e anime è divenuto sordo e cieco per la parola di Dio. In questa sordità e cecità spirituale, l'uomo cerca solo di mettersi in contatto con i suoi simili, dimenticando così di essere una creatura che proviene da Dio, e quindi divino. Tuttavia, l'anima cerca, consapevolmente o inconsapevolmente, l'origine della Fonte, finché potrà nuovamente immergersi in essa.

L'uomo ha il proprio linguaggio. Egli si esprime nella lingua del paese in cui vive. Le parole degli uomini sono suoni che, susseguendosi, danno origine al linguaggio. Esse sono solo un sussidio, ma non potranno mai essere la comunicazione delle forze pure dell'anima con Dio.

Molte persone sono divenute spiritualmente cieche e sorde a causa del loro modo di vivere esteriorizzato, di cui fa parte anche il linguaggio. Di conseguenza non conoscono il linguaggio e la voce di Dio.

Dato che molti uomini non sono più in grado di percepire la sacra sensazione primordiale, la parola di Dio dentro di sé, nella propria anima, Io, lo Spirito della vita, Mi rivelo tramite bocca umana, con le parole e nella madrelingua dello strumento da Me prescelto.

La parola degli uomini è limitata. Non Mi è, dunque, possibile rivelare in tutta la sua portata la Legge universale della vita e la legge di causa ed effetto, nella quale si rispecchiano tutti gli eventi della caduta.

Io, vostro Signore, lo Spirito della vita, il Cristo, vi riconduco nuovamente alla sacra sensazione primordiale, a Dio, alla parola di Dio, alla verità. Tutti coloro che sentono o leggono la Mia parola, che Io dono tramite il Mio strumento, possono quindi impegnarsi a comprenderne il senso spirituale, affinché ciò che Io rivelo possa essere un vero arricchimento per l'anima e per l'uomo.

Tutto ciò che accade all'umanità è frutto di ciò che l'uomo ha seminato

In questo mondo di forme esteriori tutto è relativo. Ciò che l'uomo osserva con gli occhi fisici è limitato dal punto di vista dell'eterna coscienza, è solo apparente e quindi irreale.

Il mondo terreno è l'espressione dei sensi e dei pensieri del singolo; ciò significa che il mondo è costituito da forme di pensiero. Esso, come tutto ciò che è costituito da sostanza grossolana, verrà trasformato, perché l'eterna Legge ha dato e dà origine solo a ciò che è eterico, ossia a ciò che splende di luce propria.

Tutto ciò che non è Legge Assoluta è in grado di vivere solo in modo limitato e, quindi, non ha una propria esistenza nello Spirito di Dio.

Dio è Spirito, energia vitale e amore ad altissima vibrazione. Dio vede tutto perfetto, puro ed etereo. Dato che Dio è assoluto, e quindi è energia ad altissima vibrazione, nel tempo può durare solo ciò che è spirituale, ossia ciò che ha una struttura eterea pura, che può essere totalmente compenetrata ed è senza alcuna ombra.

I pensieri e le proiezioni di tutte le generazioni umane, dagli albori dell'umanità fino ad oggi, sono riflessi del passato e del presente: ciò che l'uomo ha causato a suo tempo e provoca nel presente e che non è stato espiato, ossia non è stato trasformato, dà l'impronta alla rispettiva epoca.

Come l'uomo, ogni singola persona, è lo specchio della propria anima, anche gli eventi di ogni epoca sono lo specchio di coloro che hanno vissuto in veste terrena nei tempi passati e che ora vivono nuovamente in questa determinata epoca. Con il bagaglio dell'anima che portano con sé danno l'impronta alle condizioni del mondo e determinano ciò che avviene in esso.

La guida indiretta di Dio tramite la legge di causa ed effetto e tramite gli astri. La coscienza spirituale diviene limitata in colui che vive alla giornata, proiettato verso il mondo

Le persone che vivono solamente proiettate verso il mondo e non vivono nella consapevolezza di Dio vengono guidate in modo indiretto da Dio, l'eterna Legge, e ciò avviene attraverso gli astri.

La forza primordiale, la fonte di amore e di vita, è la forza energetica insita in tutti i corpi celesti, che sostiene gli esseri spirituali, le anime, gli uomini e i regni della natura.

Le strutture atomiche dei soli e dei pianeti parzialmente materiali e anche del sole terreno, di tutti i soli materiali e anche delle sfere di purificazione – che sono state alterate e trasformate a un livello più basso – ricevono solo la quantità di energia che corrisponde al loro rispettivo livello di evoluzione e, per quanto riguarda le anime e gli uomini, in base alla realizzazione delle eterne Leggi.

L'irradiazione della forza primordiale cambia continuamente a causa dell'incostanza delle singole persone e delle oscillazioni della loro coscienza, la quale è rivolta ora verso lo Spirito e poi di nuovo verso il mondo; essa aspira una volta agli aspetti spirituali e poi ricade nuovamente nel mondo, dove la aspettano altre colpe. Ciò significa che la forza primordiale affluisce più o meno copiosamente, in base al livello di evoluzione delle anime e degli uomini e a seconda dell'inclinazione del piatto della bilancia interiore del singolo, verso gli aspetti spirituali o verso quelli materiali.

Se l'uomo, quindi, ricade in una vita determinata dai sensi e legata alla materia, la forza primordiale insita in lui si riduce: la sua coscienza spirituale si chiude ed egli viene influenzato da forme-pensiero, da conformazioni di pensieri che egli stesso ha creato. Queste forme di pensiero, da lui stesso create, possono diventare come dei trasformatori per anime che si trovano allo stesso livello di vibrazione delle sue forme-pensiero, oppure anche per forme-pensiero di altri uomini o per forze provenienti dalla cronaca atmosferica che hanno la stessa o un'analoga vibrazione. Tutte queste forze possono poi influenzare l'anima e l'uomo.

Chi non è vigile e lascia passare con noncuranza le giornate, chi non controlla i propri pensieri e non contrappone pensieri positivi, altruistici, costruttivi, ossia pensieri conformi alla Legge, a quelli di odio, invidia, gelosia ed egoismo, spreca la propria preziosa energia vitale. Egli vive senza sapere il perché. La sua veste terrena muore e la sua anima non sa dove la porterà il suo viaggio. Egli abbandona questa Terra ed è estraneo a se stesso e continuerà a vagare come un estraneo e in uno stato di sonnambulismo anche là dove è diretta la sua anima.

Chi è estraneo a se stesso, perché non vive in contatto con Dio e considera il mondo come il suo unico spazio vitale, chi non chiede come siano le Leggi cosmiche e non le applica su di sé si chiederà sempre: perché esistono catastrofi naturali, miserie, malattie, preoccupazioni, problemi e molte altre cose del genere?

Dio è Legge Assoluta.
Anche i cieli puri e gli esseri
spirituali puri sono la Legge Assoluta
e universale della vita.
Le sette forze basilari della vita

Chi legge o sente la Mia parola deve considerare il fatto che Dio è Spirito e che tutte le forme di vita pure sono scaturite e scaturiscono dallo Spirito. Dio, quindi, è Spirito onnisciente, è energia primordiale.

La parola di Dio è la sensazione primordiale che trova espressione in tutto il creato e in tutti gli esseri, anche negli uomini che si sono avvicinati alla Fonte primordiale, allo Spirito Santo, nel proprio interiore.

La sensazione primordiale, la coscienza fluente che si effonde, viene chiamata anche sensazione universale e costituisce la forza in cui si esprime la Legge. La Legge, Dio, è energia eternamente fluente.

Nelle sue svariate sfaccettature, colori e forme, la sensazione primordiale, l'eterna Legge, è il ritmo dell'infinito. E' azione e reazione e, allo stesso tempo, si esprime negli esseri spirituali e in tutta la creazione.

La forza primordiale fluisce dal Sole Centrale Primordiale, dalle due particelle primordiali, ossia dalla forza positiva e negativa.

La forza primordiale è composta dalle sette forze basilari che, per questo mondo, vengono chiamate ordine, volontà, sapienza, serietà, pazienza, amore e misericordia.

Queste sette forze basilari, che sono la vita per tutto il creato, fluiscono in sette soli prisma che girano attorno all'Astro Centrale, al Sole Centrale Primordiale. Questi sette soli prisma, detti anche secondi soli primordiali, scompongono le sette forze basilari in sette per sette forze energetiche.

Queste sette per sette forze, ossia la Legge di Dio per tutto il creato – per gli esseri spirituali, per le anime e gli uomini, per i regni minerale, vegetale e animale – sono la Legge universale della vita.

Le sette forze basilari scomposte dai soli prisma in sette per sette raggi vitali sono gli aspetti della Legge che regolano la vita nell'infinito. Ogni raggio vitale è un raggio della Legge che agisce nell'infinito quale aspetto della Legge.

Dio è Legge Assoluta. Dato che tutto è Legge, Dio, anche i cieli puri e tutti gli esseri che abitano nei cieli sono la Legge, che è Dio.

L'eterna Legge mantiene anche la legge causale, la legge di causa ed effetto.

Solo chi riesce a uscire dalla legge causale, dalla ruota della rinascita, ed è ridivenuto Legge Assoluta, può essere guidato direttamente da Dio

La legge causale è energia trasformata a un livello inferiore, che si è formata mediante le cause di tutti gli esseri della caduta, di tutte le anime e di tutti gli uomini incolpati.

Attraverso la legge causale scorre la Legge Assoluta che guida tutti gli uomini e tutte le anime che sono ancora legati alla legge di causa ed effetto, in base alle cause da loro poste. Questa è la guida indiretta.

Chi si è liberato dalla legge di causa ed effetto e, quindi, dalla ruota della rinascita, grazie alla realizzazione dell'eterna Legge, raggiunge la guida diretta di Dio, poiché si è immerso nella Legge Assoluta, in Dio.

A causa della caduta, una parte dell'energia primordiale pura fu alterata e trasformata a un livello inferiore. Quest'energia primordiale fu trasformata a un livello così basso che nell'universo si ebbe un grado di cristallizzazione che viene chiamato materia. La Terra, parte di questa materia solida, è il luogo in cui dimorano le anime incarnate, ossia gli uomini.

Tutte le anime nelle sfere di purificazione e tutte le anime in veste terrena hanno il compito di evolversi spiritualmente per ridivenire ciò che Dio donò all'essere puro: la Legge Assoluta che l'essere stesso diventò ed è.

Tuttavia, fino a quando un'anima continua a incarnarsi in una veste umana, essa porta di nuovo con sé i suoi moti e le sue tendenze umane ancora esistenti e, in veste terrena, dovrà affrontare in pensieri e in opere le situazioni e i compiti che non aveva portato a termine in una delle vite precedenti. Ciò può avvenire in un'altra epoca, con tutt'altri mezzi e possibilità. L'anima continua comunque a operare in queste situazioni e a ingrandire il proprio complesso di pensieri, fino a che questo assumerà forse forma e configurazione.

Solo quando l'anima e l'uomo si risvegliano alla spiritualità, essi iniziano a mettere ordine nella propria vita e a superare, passo per passo, le forme di pensiero che essi stessi hanno creato e le colpe dell'anima, tramite Me, mediante la forza del Cristo. In tal modo l'anima ridiviene pura e può essere riportata nell'assoluto da Me, il suo Redentore.

Dio dona incessantemente amore, anche attraverso la legge causale, alla Terra, a ogni anima e a ogni uomo. Dalla Legge basilare, ossia dalla Legge irremovibile, Dio, scorrono quindi incessantemente i sette per sette aspetti della Legge, i quali sono allo stesso tempo colori dello spettro luminoso. Essi vivificano l'anima, l'uomo e tutto l'Essere che si trova sotto l'influsso della legge di causa ed effetto.

La coscienza umana è limitata al tempo e allo spazio e ritiene l'esistenza terrena una realtà. Solo chi si è risvegliato nello Spirito riconosce che la materia è effimera

Queste sette per sette forze divine, ossia gli aspetti della Legge di Dio, che trasformeranno tutto ciò che è raddensato, elevandolo fino alla purezza, furono continuamente contrastate, un tempo dagli esseri della caduta e ora dagli uomini, con i loro pensieri, parole e opere negative.

Nell'epoca attuale solo pochi uomini e anime si sono elevati al di sopra della legge causale. La maggior parte degli uomini agisce giorno per giorno contro la Legge Assoluta e continua a creare altre cause nell'ambito della legge causale.

Dato che molti esseri della caduta di un tempo non adempirono la Legge Assoluta, e anche in seguito molti uomini agirono e agiscono tuttora contro di essa, nel corso di miliardi di anni si formarono punti di intersezione, sia nei pianeti che nella loro atmosfera. Da questi punti di intersezione cristallizzati si dipartono a loro volta le più diverse irradiazioni, vibrazioni, colori e forme. Da ciò risultarono, da un'epoca all'altra, le più diverse conoscenze, prospettive, impressioni e orientamenti.

Malgrado queste differenze tra le varie epoche, l'anima che ritorna in veste umana riprende il suo cammino come essere umano dal punto in cui ha sospeso la sua evoluzione in una delle sue vite precedenti, fino a che essa si risveglierà nel Mio Spirito e si lascerà guidare consapevolmente dalla Legge dell'amore.

Ripeto: tutto è basato sulla vibrazione. Anche la materia, con la propria struttura, e gli abitanti della Terra, gli uomini, sono vibrazione.

La vibrazione dei corpi fisici corrisponde ampiamente alla frequenza della Terra, dato che entrambi, sia l'uomo che la Terra, sono materia, ossia energia potenziata e cristallizzata.

La materia ha le proprie misure e i propri pesi. Dal punto di vista umano, essa è un corpo solido reale, condizionato dal cosmo e inserito nel grande Tutto, con le proprie funzioni negli universi, nell'infinito. Questa visione delle cose è relativa, perché le tre dimensioni della materia, riferite allo spazio e al tempo, rientrano nella legge causale che, pur facendo parte dell'infinito, viene mantenuta entro certi limiti dalla Legge eterna.

Chi limita la propria coscienza, il proprio modo di pensare, sentire e volere, solamente alla dimensione del tempo e dello spazio, considera la vita materiale, la vita terrena, come realtà. Chi, invece, impegnandosi spiritualmente e adempiendo le sacre

Leggi si avvicina al Regno interiore, di cui Io dissi: "Il Regno di Dio è nel vostro interiore", vede la materia nella sua esistenza relativa. Egli sa che essa è soggetta non solo a modificarsi, ma anche a trasformare il proprio stato.

Chi si è risvegliato nello Spirito sa che il corpo terreno è di questa Terra e anche che è stato creato unicamente per questa Terra; sa che è solo uno strumento o un veicolo del corpo spirituale che dimora in esso, ossia dell'anima. Tuttavia, il corpo spirituale, l'anima incarnata nell'uomo, può fare grandi cose se l'anima e l'uomo, nella loro evoluzione spirituale, aspirano a ideali e valori più elevati e li realizzano.

I valori che non sono riferiti solamente alla dimensione terrena, ma che, pur avendo un giusto rapporto con la materia, sono orientati prevalentemente in senso spirituale, piuttosto che essere materialmente condizionati dall'egoismo umano, apportano equilibrio e pace. Un'anima matura e un uomo orientato sul Regno interiore, sul Regno di Dio, sperimentano sempre più le Leggi che vigono in eterno e alle quali, in fondo, è subordinata anche la materia.

L'anima che ha lasciato il corpo sperimenta che la materia, lo spazio e il tempo non sono reali

Quando, di notte, il corpo riposa, l'anima matura acquisisce profonde conoscenze e impressioni da mondi più elevati. Essa le porta poi con sé in veste terrena, dove tuttavia esse vengono ricoperte a causa della limitata capacità di comprensione della mente, la quale è in grado di comprendere solo il mondo tridimensionale. Nel corso delle sue "escursioni" nei regni al di fuori del tempo, l'anima sperimenta che la materia non è reale, dato che nell'eterna Legge non esistono il tempo e lo spazio. Senza il corpo, essa fa l'esperienza di poter passare attraverso gli spazi e di non essere legata al tempo.

Analogamente avviene dopo che l'anima è uscita dal corpo, quando questo è deceduto. In base alla sua evoluzione spirituale e alla sua maturità, l'anima si reca là dove trova aspetti simili a lei, ossia ciò che corrisponde e che è analogo al suo essere. L'anima disincarnata, che è una configurazione di materia sottile, può passare attraverso tutti i campi di vibrazione che essa ha dischiuso dentro di sé. Questo significa che ciò che l'anima ha raggiunto vivendo in base alle Leggi le è manifesto ed essa si potrà recare in quella dimensione.

Un'anima desta riconoscerà che i beni e gli averi che possedeva un tempo in veste terrena non sono più sostanza solida: essa passa attraverso tutto ciò che in veste terrena definiva sua proprietà, che custodiva e curava e che essa considerava materia solida. Improvvisamente, per lei le cose terrene non sono più concrete, non sono più sostanza solida. Ciò che un tempo, come essere umano, considerava realtà ora non è più concreto, è divenuto irreale, perché essa si trova in uno stato diverso di aggregazione.

Se già un'anima desta è in grado di riconoscere tutto questo e di passare attraverso il tempo e lo spazio e attraverso ogni sostanza solida, tanto più un essere spirituale puro potrà compenetrare ogni cosa, poiché la sua patria è l'infinito, la sostanza sottile pura.

Chi agisce contro le Leggi cosmiche o le modifica crea dissonanze e alterazioni in tutti i campi della vita, nella Terra e su di essa

Ogni pensiero e ogni azione contrari alla Legge provocarono e provocano sempre una limitazione a coloro che, agendo in questo modo, si sono allontanati dall'eterna Legge. La somma di tutte le azioni commesse contro le Leggi ha dato origine alla limitazione e al raddensamento e, in seguito, alla cristallizzazione, alla materia, allo spazio e al tempo.

L'uomo sarebbe in grado di modificare la struttura materiale e di ricondurre a poco a poco in campi di vibrazione superiori ciò che è raddensato, perché in lui dimorano le forze più elevate. L'uomo ha il compito di risvegliare queste forze e di applicarle in modo conforme alla Legge.

In questo modo la struttura materiale si affinerebbe, perché le sette forze basilari della Legge universale diverrebbero attive e porterebbero, a poco a poco, tutta la struttura materiale in un altro stato di aggregazione. Ciò potrebbe tuttavia avvenire solamente tramite uomini che cambiano il proprio modo di pensare e di vivere abituale, realizzando l'eterna Legge dell'amore, della pace e dell'unità.

I quattro elementi – fuoco, acqua, terra e aria – costituiscono l'apparato respiratorio della Terra. Se l'uomo interviene ripetutamente in questo ciclo che è conforme alla Legge, nel corso del tempo ne verrà disturbato l'intero organismo terrestre. In tal modo vengono influenzati sia i campi magnetici della Terra sia le correnti magnetiche, i quali costituiscono la legge della Terra e dei pianeti e che fanno parte del sistema solare di questi.

Visto complessivamente, ogni disturbo si ripercuote anche sull'asse terrestre.

Ogni cambiamento che avviene nella Terra e su di essa provoca a sua volta un cambiamento nell'uomo e su di lui, nel regno animale e su di esso; il cambiamento provoca una reazione corrispondente nel mondo vegetale e altera addirittura l'irradiazione dei minerali.

Ciò che accadde in passato, avviene anche nell'epoca odierna: chi altera le sette forze basilari dell'infinito con un modo errato di pensare e comportandosi in modo contrario alla Legge crea dissonanze dalle quali derivano continuamente nuovi cambiamenti, non solo nella Terra e su di essa, ma anche dentro di sé.

Con il passare del tempo, le continue interazioni, le dissonanze in tutte le forme di vita – a causa delle quali cambiarono anche le forme, i colori e i suoni – influenzarono gli uomini, i regni della natura e tutto il sistema solare. A causa del comportamento contrario alla Legge con cui si abusò delle forze cosmiche, ebbero origine continui spostamenti dei poli, eruzioni e altre cose simili. Fino ad oggi la Terra non ha trovato e non trova pace.

Quindi, chi interviene nelle Leggi cosmiche e le altera crea inevitabilmente dissonanze in tutti i campi vitali della Terra e nella Terra stessa. Dato che ogni pensiero, ogni parola e ogni azione sono energia e nessuna energia va persa, sia gli aspetti positivi, e cioè un modo di pensare e di agire conforme alla Legge, sia quelli contrari alla Legge ricadono sul loro autore, ossia sull'uomo e sulla sua anima.

L'anima della Terra, la portatrice spirituale e incorruttibile di vita della Terra. L'uomo crea le dissonanze nelle forme vitali innocenti e incolpa la propria anima

Come ogni uomo racchiude in sé una sostanza spirituale chiamata anima, così ogni altra forma di vita possiede un portatore di vita, che è lo Spirito. Anche la Terra, il pianeta su cui vivono gli uomini, ha una sostanza spirituale che viene chiamata anima della Terra.

L'anima della Terra, che è un pianeta parziale spirituale dei cieli, non ha assorbito e non assorbe in sé i cambiamenti che avvengono sulla crosta terrestre. E' quindi solo la rete che funge da involucro materiale, la Terra, che cambia, ma non l'anima della Terra.

L'anima della Terra, il pianeta parziale spirituale, non assorbe gli aspetti negativi degli uomini. L'anima dell'uomo, invece, assorbe sia gli aspetti positivi sia quelli negativi. Ciò significa che l'anima dell'uomo si può incolpare, mentre per il pianeta parziale spirituale, per l'anima della Terra, è diverso.

Il "libro della vita" è costituito dall'anima dell'uomo, la quale registra sia i pensieri, le parole e le azioni positivi sia quelli negativi.

Sulla Terra si può incolpare solamente chi commette azioni negative, e non le forme di vita innocenti, ossia i minerali, le piante e gli animali che Dio ha dato ai Suoi figli per il mantenimento del loro involucro materiale.

Tra uomini, minerali, piante e animali dovrebbe sussistere un rapporto di equilibrio: tutte le forme di vita dovrebbero emanare irradiazioni armoniose che si completano, che si rafforzano a vicenda e che danno il proprio contributo per il bene dell'umanità. Tuttavia non è così, poiché l'uomo ha creato dissonanze in sé e nei regni della natura; quindi, sia nella Terra e su di essa sia nell'uomo e su di lui, si manifesterà l'eco, ossia gli effetti, di ogni colpa che non è stata espiata. Ciò che è stato e verrà inflitto alla Terra dall'uomo ricadrà nuovamente su di lui.

Tra il campo energetico e magnetico dell'uomo e quello della Terra esiste una costante interazione, nella quale si compie la legge di causa ed effetto

L'uomo è un fascio energetico che produce i propri campi energetici, ossia campi magnetici, in base al proprio modo di pensare e di agire. Ogni uomo ha dunque i propri campi energetici e magnetici che corrispondono al suo modo di pensare e di agire.

Tra i campi magnetici dell'uomo e quelli della Terra esiste una costante interazione: come le reazioni della Terra si ripercuotono sull'uomo tramite l'interazione esistente tra l'uomo e la Terra, così il modo di agire dell'uomo si ripercuote sulla vibrazione della Terra. A causa di questa interazione tra uomo e Terra, ciò che l'uomo infligge alla sua Terra, al pianeta su cui vive, lo infligge a se stesso.

La legge di causa ed effetto agisce e si compie in ogni pensiero umano. Ogni moto e ogni tendenza racchiudono già in sé il seme. Fino a che l'uomo si trova ancora in questa legge causale, i suoi pensieri, le sue parole e le sue opere saranno a loro volta la conseguenza delle sue rispondenze, delle cause che egli ha posto.

Pertanto, sarà l'uomo stesso a raccogliere ciò che egli infligge al suo prossimo, o al suo secondo prossimo, ossia agli animali e alla Terra con i suoi regni naturali. I campi magnetici della Terra registrano tutte le azioni degli abitanti della Terra, cioè degli uomini, e le correnti magnetiche – che sono i portatori del suono del grande "organismo terrestre", ossia della Terra – riportano ogni risonanza, qualsiasi effetto essa abbia, sia positivo sia negativo, a colui che l'ha inviata, ossia all'uomo.

Ciò che l'uomo infligge al proprio prossimo e al suo secondo prossimo viene inciso nella sua stessa anima; viene registrato nel libro della vita, nell'anima. Dato che tutto si basa sulla vibrazione, l'uomo accoglie nuovamente in sé e su di sé la vibrazione che ha emesso a suo tempo e che emette ora.

I campi magnetici della Terra registrano ogni dissonanza, in particolar modo la violenza dell'uomo, che provoca considerevoli disturbi sia nell'aria che sulla Terra, come per esempio gli esperimenti atomici e altre cose simili. Tutte le dissonanze vengono convogliate dalle correnti magnetiche, che portano il suono dei campi magnetici terrestri e che, in senso lato, possono anche essere definiti come i nervi della Terra.

I campi magnetici della Terra sono campi di vibrazioni di vario tipo che, nel loro insieme, vengono definiti come campo energetico terrestre. Essi sono i "punti nevralgici" della Terra e allo stesso tempo gli specchi del pianeta abitato. Se questi specchi della Terra vengono modificati e offuscati a causa del comportamento errato degli uomini, ciò si ripercuote su tutta la Terra: sul clima, sui regni della natura e nell'uomo. Le correnti magnetiche modificano addirittura il comportamento degli animali.

L'uomo ne viene influenzato in base al proprio modo di pensare e di agire, poiché egli, in base al proprio livello di coscienza, è più o meno collegato con il magnetismo globale terrestre. Come gli animali, in molti casi, cambiano il proprio istinto e divengono spesso imprevedibili, così succede anche all'uomo legato alla Terra. La forza del suo corpo diminuisce ed egli diviene depresso e aggressivo.

Anche il mondo vegetale cambia le proprie caratteristiche: molte piante altamente sviluppate si estinguono e si formano specie meno elevate.

Le forze negative e distruttrici che vengono emesse dall'uomo indeboliscono le forze della sua anima e del suo corpo, provocando disgrazie e malattie

Per i nervi deboli dell'uomo sarebbero di beneficio correnti magnetiche equilibrate, in grado di ristabilire e rinforzare un organismo debole. Ciò che è determinante, tuttavia, è l'atteggiamento che l'uomo ha nei confronti della Terra.

Se l'uomo è in armonia e quindi in sintonia con la vita, egli raccoglierà armonia. L'armonia è allo stesso tempo "sinfonia", ossia la sintonia di anima e corpo. L'armonia è una forza che edifica e rende stabili l'anima e l'uomo. Chi conduce una vita orientata in modo positivo nel proprio modo di pensare e di parlare, chi si sforza di raggiungere l'unità con tutte le forme di vita, accoglierà anche le forze positive, attivandole e rafforzandole dentro di sé.

La stessa cosa avviene, in senso contrario, quando l'uomo sviluppa forze negative e distruttive. Su di lui agiranno quindi le forze negative e distruttive che lo stimoleranno a compiere altre azioni contrarie alla Legge. Di conseguenza nella sua vita, oppure nelle sue vite, le forze dell'anima e del corpo si indeboliranno e al posto di felicità, appagamento e salute si presenteranno disturbi, disgrazie e malattie.

Se, invece, il comportamento dell'uomo è positivo, sia nei confronti del prossimo sia del suo ambiente, allora egli attirerà, dalle correnti magnetiche, le forze positive ancora presenti in loro. Se necessario, queste edificheranno e rafforzeranno il suo campo magnetico.

Nell'esistenza terrena tutto è relativo. Il negativo racchiude in sé anche germi positivi. Chi conduce una vita altruistica e positiva riesce anche a riconoscere il positivo nel negativo, ad affermarlo e a stimolarlo. Inoltre, le elevate energie nobili e pure sono al servizio di chi attiva le forze positive.

Riconoscete, quindi, la legge spirituale dell'attrazione, valida per gli esseri spirituali, anime e uomini, che dice: "Il simile attira sempre il simile", oppure "Il simile tende verso il simile".

Chi vive nella legge di causa ed effetto dovrebbe riflettere, ogni mattina, sul fatto che ogni causa, ogni aspetto contrario alla Legge – sia in sensazioni, sia in pensieri, parole o azioni – crea delle cause. Ogni causa porta già in sé il seme dell'effetto, dal quale può nascere a sua volta una nuova causa, se l'uomo non riconosce per tempo l'effetto e continua quindi ad agire contro la Legge ferrea. Se, invece, riconosce in tempo l'effetto della causa da lui posta, se ne pente e si sforza di porre rimedio a ciò che è negativo, l'effetto non dovrà più subentrare, oppure solamente in minima misura, secondo il tipo e l'intensità dell'azione contraria alla Legge.

Ciò che l'uomo semina, lo raccoglierà. Anche ciò che egli infligge al grande "organismo terrestre" ricade di nuovo su di lui.

L'Onnipotente disse: sottomettete la Terra, tuttavia non disse: sfruttatela e maltrattate la vita, le piante e gli animali. Sì, perfino le pietre percepiscono l'armonia e la disarmonia degli uomini! Questi hanno, quindi, il dovere di favorire le energie positive, di amministrarle bene e di impiegarle in modo retto secondo l'eterna Legge dell'amore e dell'unità.

Così, per esempio, modificare gli atomi, scinderli e utilizzarli è contro la Legge dell'amore e della pace. E' contro l'armonia universale, contro Dio.

Qualsiasi cosa provochi disarmonia è negativa e ha già in sé, in modo latente, il germe della distruzione. Ogni dissonanza, indipendentemente da quando, dove e da chi o da che cosa sia stata provocata, disturba l'armonia e, riferita globalmente alla moltitudine degli uomini, contribuisce ad aumentare i disturbi in tutti i campi della vita.

Come l'armonia o la disarmonia vengono registrate dal campo terrestre e trasmesse ai conduttori del suono, ai nervi della Terra, al campo magnetico, così esse si propagano negli animali e in particolar modo nella creatura più elevata di questa Terra, ossia l'uomo: i suoi nervi si contraggono, le energie vitali diminuiscono e l'uomo si ammala. A causa della ridotta intensità di luce dell'anima e del corpo, gli organi divengono più ricettivi e soggetti a malattie, virus e batteri nocivi.

Le vibrazioni contrarie alla Legge hanno provocato e provocano quindi tensioni nel sistema nervoso e negli organi. In particolare, viene notevolmente disturbata soprattutto la circolazione sanguigna; ciò ha provocato e provoca a sua volta determinate malattie.

Il sangue è il portatore della vita materiale. Se il sangue non è a posto, ciò si può ripercuotere su tutto l'organismo. Se la Terra, con i suoi boschi, mari, laghi e fiumi, non riesce più a produrre ossigeno a sufficienza per il respiro dell'uomo, il sangue si intossica e, di conseguenza, gli organi si indeboliscono e dispongono di minori forze di autodifesa. Dato che il sangue fluisce attraverso tutto l'organismo, se esso è intossicato, danneggia contemporaneamente più organi e altre sostanze del corpo umano.

Ogni malattia ha la propria causa che può essere stata posta in una precedente vita terrena. L'anima porta con sé gli aspetti positivi e negativi che ha acquisito nelle sue vite precedenti

Ogni disturbo e ogni malattia hanno la propria causa.

Questa causa non deve necessariamente essere stata posta nell'attuale vita terrena. Ciò che si manifesta come effetto in questa incarnazione scaturisce dall'anima. La causa di una malattia può quindi fuoriuscire da un'anima incolpata, che si è caricata di nuove colpe nel corso di ripetute nascite e morti.

Un'anima può continuare a incarnarsi e a vivere più esistenze in veste umana fino a che – tramite l'autoconoscenza, la realizzazione e l'accettazione del Mio atto di redenzione – percorrerà la via spirituale della purificazione e nobilitazione del proprio basso ego, potenziando la luce redentrice che agisce in lei. Prima o poi, in questa vita terrena o in altre vite oppure come anima nelle sfere di purificazione, ogni anima e ogni uomo dovranno purificare l'anima, per essere nuovamente immagini consapevoli dell'eterno Padre.

Chi non domina la propria vita, chi non nobilita il proprio essere continua ad aggiungere nuove colpe a quelle di un tempo, anche se lo fa in modo diverso, in base alle abitudini di vita dell'epoca nella quale l'anima si incarna nuovamente, portando con sé dalle vite precedenti ciò che non ha espiato.

L'anima che si è nuovamente incarnata irradia quindi ciò che ha acquisito nelle vite precedenti. La sua aura rispecchia i suoi pensieri e le sue azioni buone o negative. Si tratta di ricordi e di rispondenze che determinano il suo atteggiamento interiore nei confronti della vita, in base al quale l'uomo pensa e agisce. In tal modo, egli crea nuove forme di pensiero e, in base al proprio comportamento, attira di nuovo aspetti analoghi.

Le persone che, nelle vite precedenti, hanno pensato e vissuto seguendo il mondo e si sono basate sulla materia avranno un modo di pensare e di lavorare simile anche in questa vita terrena, fino a che si risveglieranno alla spiritualità e cambieranno a poco a poco il loro modo di pensare.

Nell'attuale esistenza terrena, l'anima continuerà a sostenere ed edificare ciò che essa ha approvato e favorito in una vita precedente e che non è ancora stato espiato. Gli scienziati, per esempio, cercano di nuovo di scindere gli atomi per ottenere energia nucleare. I medici cercheranno di procedere ulteriormente nel trapianto degli organi e gli ecclesiastici continueranno a perseguitare le persone di altra fede. In questo modo, le stesse anime continuano a operare in modo simile o analogo, solo in altri corpi umani, con un altro aspetto esteriore, ma improntate dalla stessa irradiazione. Così facendo, nel corso di varie esistenze terrene, le anime continuano ad aggiungere nuovi elementi al proprio destino. Viene posta una causa dopo l'altra e gli effetti divengono attivi uno dopo l'altro.

L'uomo si è allontanato da Dio e non è più in collegamento con la creazione. Non conosce le fonti dalle quali scaturisce una vita sana e felice. Egli si è creato i propri dei sulla Terra

Chi è "legato al mondo" farà a Me, il Cristo, le seguenti obiezioni: è necessario effettuare esperimenti per poter mantenere la vita su questa Terra, perché l'uomo ha bisogno di cibo, abiti, di carbone, elettricità, petrolio, di molte materie prime e di altre fonti che rendano la sua vita il più piacevole possibile. Ci servono – così afferma chi è legato al mondo – motori, aerei, navi, veicoli e molte altre cose, per poterci spostare più rapidamente. Ci servono medicinali e cliniche e case in cui abitare. Abbiamo bisogno di fabbriche che producano generi alimentari, abiti e molte altre cose. Per poter vivere, abbiamo bisogno di tutte queste cose e di altre ancora.

La Mia risposta, ovvero la risposta del Cristo, è:
elevati, o uomo, alla spiritualità, affinché il tuo orizzonte spirituale si possa ampliare e tu possa applicare in modo giusto e amministrare la pienezza che proviene da Dio, la tua eredità spirituale.

Gli astri e i regni della natura mostrano come può vivere l'uomo. La natura si è donata e si dona in molti modi. Tuttavia, l'uomo si mette al di sopra di questo dono, della natura, e vuole essere indipendente da essa. Gli astri mostrano all'uomo come egli potrebbe utilizzare la loro irradiazione e come potrebbero essere prodotte energie.

Da un lato l'uomo aspira all'indipendenza, dall'altro si lega alle proprie conquiste che, a lungo andare, non gli serviranno, come egli riconosce già ora. Infatti, tutto ciò che non è in sintonia con le leggi della natura sarà fatale per l'uomo.

Se l'uomo è egocentrico, ossia se pensa solo a se stesso, anche il suo interesse è rivolto solo alle cose terrene; per questo motivo, egli non riconosce le innumerevoli fonti che potrebbero donare all'uomo una vita sana e felice, e tanto meno ne fa l'esperienza.

Chi, al contrario, include i regni naturali e il firmamento nella propria vita, nel proprio modo di pensare e di agire, chi rispetta e apprezza la vita, in qualsiasi forma essa si manifesti, sia nelle piante sia negli animali o nelle pietre, avrà al proprio servizio Dio, che è la pienezza. Egli riconoscerà e sperimenterà il grande tesoro che dimora in lui e che lo circonda.

L'uomo può riconoscere e ricevere questo tesoro che proviene dallo Spirito, ossia la pienezza, solo se, realizzando le eterne Leggi, dimostra di essere una creatura cosmica. Allora le forze dell'infinito saranno al suo servizio. Se egli le accetta con gratitudine, con una vita condotta nello Spirito, gli si riveleranno sempre nuove possibilità che egli potrebbe impiegare per la propria salvezza e per il proprio benessere.

Per far questo, l'uomo deve innanzitutto cambiare e trasformarsi da uomo rivolto verso la dimensione terrena e legato al mondo a un uomo che pensa in modo spirituale, rivolto verso il divino, che riconosce la fonte di tutto l'Essere e vive inoltre secondo le eterne Leggi cosmiche.

L'umanità si è allontanata sempre più da Dio, suo Signore, per rivolgersi a cose e valori esteriori, alle proprie conquiste. In questo processo è stato sopravvalutato l'intelletto, mentre è andata perduta la fiducia in Dio, la potenza suprema.

Molti vivono come pagani e hanno i propri dei, che venerano. Il primo è il dio Mammona, che ha reso gli uomini suoi servi e schiavi. Gli altri dei sono la stima, il potere e l'ambizione.

*Solo un orientamento totalmente nuovo
e il distacco da un modo di vivere e di pensare
materiale per rivolgersi verso valori spirituali
potrebbero cambiare il mondo*

Si avvicina il tempo in cui sarà sempre più evidente che né le guide ecclesiastiche né gli uomini di stato né gli scienziati sono in grado di salvare l'umanità. Perciò sono sempre di più gli uomini che si indirizzano verso la fede in una potenza superiore, per trovare sostegno in essa.

I grandi di questo mondo e i loro seguaci, nonostante prendano provvedimenti sempre nuovi, che non fanno altro che provocare nuove complicazioni, non saranno in grado di arrestare il caos mondiale che si sta profilando. Qualsiasi cosa essi facciano, ritenendola buona e utile, non fanno che creare nuove difficoltà e quindi altre cause, che fanno già presagire gli effetti che racchiudono in sé come germe.

Chi è desto lo riconoscerà e si orienterà su qualcosa di meglio. Chi dorme cade nella fossa che egli stesso si è scavato.

Chiunque sia legato al mondo è confuso e interpreta gli eventi solo dalla propria prospettiva, ossia valutando come potrebbero essere vantaggiosi per lui come uomo. Chi è confuso è prigioniero delle proprie idee e dei propri desideri.

Tutto ciò che è temporale è soggetto a cambiamenti e l'uomo rivolto verso il mondo è succube delle proprie idee. Chi riconosce solo tre dimensioni pensa in modo limitato. Può quindi trasmettere solo cose limitate e creare solo cose umane. Chi pensa solo secondo schemi fissi riprenderà le idee del suo predecessore e le amplierà secondo i propri schemi, in base ai propri modelli di pensiero. Con questi suoi schemi di pensiero, egli può eventualmente influenzare molte persone e introdurre addirittura una nuova epoca, che racchiude tuttavia ancora in sé, come germe, le cause di un'epoca precedente. In tal modo, l'irradiazione della Terra può cambiare e così anche l'animo degli uomini che vivono in quell'epoca.

Solo pochi abitanti della Terra riescono a immaginarsi che una vita secondo le Leggi dell'infinito si può manifestare in aspetti totalmente diversi da quelli del cibo, di un tetto, abiti, elettricità e sfruttamento delle ricchezze del sottosuolo.

La pienezza del grande Tutto si trova come essenza in ogni cosa, in ogni uomo, sulla Terra e dentro di essa e anche nel firmamento. Tuttavia, l'umanità deve prima risvegliarsi ed essere elevata a una conoscenza spirituale. Deve prima di tutto riconoscere gli ideali e i valori interiori e aspirare ad essi, per poter prendere possesso della sua eredità spirituale. Solo allora potranno dischiudersi possibilità inimmaginabili, che portano salute, felicità, pace e amore. Come è in Cielo, potrebbe essere anche sulla Terra.

Affinché tutto questo possa avvenire, è necessario che i responsabili di questo mondo e anche la massa del popolo cambino totalmente il loro modo di pensare.

Sta scritto: "Il Regno di Dio è insito in voi". Il Regno di Dio può scendere su questa Terra e manifestarsi visibilmente solo se ogni singolo uomo lo dischiude dentro di sé.

Se l'uomo vive secondo le eterne Leggi, la sua immagine egocentrica e tridimensionale del mondo si trasforma e diviene universale. Chi è in grado di pensare e di vivere in modo universale attinge alla fonte della vita inesauribile, diviene creativo e opera per il bene di molti.

Chi non cerca di raggiungere il principio basilare della vita, Dio, e non aspira alle regole e alla morale spirituale rimane prigioniero del mondo e viene condizionato dai propri istinti e dalle proprie passioni. Con il suo carattere rude e il suo essere grossolano, egli dà l'impronta al mondo e, insieme ai suoi simili, lo porta alla rovina materiale.

Se ogni uomo aspirasse a nobilitare i propri cinque sensi, anche il suo carattere potrebbe affinarsi. Il mondo sarebbe perfetto e gli uomini sarebbero sani. Tra gli uomini ci potrebbe quindi essere pace, e la vita potrebbe essere completamente diversa. Tutto ciò che oggi caratterizza l'uomo rivolto verso il mondo, ossia il suo voler possedere e avere, potrebbe essere trasformato in una vita nella comunità e nell'unità. In questo modo, il mondo diverrebbe spirituale e la potenza di Dio potrebbe assumere la guida in modo visibile.

L'uomo è un figlio di Dio, dotato del libero arbitrio. Quale figlio di Dio, ha la possibilità di influenzare sia le sfere di vibrazione più elevate, sia quelle più basse, in base al proprio modo di pensare e di agire. Con il suo modo di pensare e di agire, egli può quindi esercitare un influsso su diversi campi di frequenza, che corrispondono rispettivamente al suo raggio di azione a livello dell'anima e del corpo fisico. Egli può influenzare sia le forze negative, sia quelle positive. Le forze positive che egli sviluppa e assorbe lo edificano e apportano in lui salute e benessere. Le forze negative esercitano un influsso su di lui e sugli altri. Esse riducono la forza della sua anima e del suo fisico e ciò agisce a sua volta sulla vibrazione corrispondente di altri.

Fino a che l'abitante della Terra rimane un uomo avido di piaceri, che mira solo a soddisfare le proprie passioni, avido di denaro, stima, proprietà e piaceri culinari, su questa Terra non ci potrà essere pace, e il mondo non migliorerà. Al contrario, gli uomini combatteranno sempre più tra loro e, con il loro comportamento errato, renderanno sterile la Terra. L'umanità, e con ciò si intende ogni singolo uomo, dovrebbe divenire più parca, affinché nei popoli si possa compiere una trasformazione del modo di pensare.

Gli uomini riuscirebbero a distaccarsi sempre più dalle attuali conquiste umane, dal mondo altamente tecnicizzato, dai piaceri culinari e dalle passioni, se si orientassero verso un'evoluzione spirituale, trasformando in modo nuovo e cambiando la propria vita fino ad ora egocentrica. Tuttavia, quanto più gli uomini si allontanano dalla corrente divina, tanto più diminuisce la loro forza vitale spirituale. Di conseguenza, essi si rivolgono automaticamente verso cose esteriori e cercano distrazioni nel mondo, dato che il loro interiore si è impoverito. Essi non riescono più a trovare accesso al Regno interiore e perciò hanno bisogno di un numero sempre maggiore di fonti esteriori per poter vivere. Hanno bisogno anche di una maggior quantità di cibo e intervengono nel mondo animale, divenendo macellai e carnivori. Si abbandonano ai piaceri dell'alcool e della nicotina e scivolano sempre più in una vita passionale.

Se, invece, nell'uomo agisce sempre più intensamente la Legge, la vita, anche nell'anima si risveglia la pienezza spirituale, l'eredità di Dio. E' la forza che conduce a una vera vita elevata e sobria.

Un orientamento positivo sul Divino, ossia un'evoluzione spirituale dell'umanità, porterebbe tutto in una vibrazione più elevata – dalla vita del singolo fino al sistema solare

Chi aspira a conseguire ideali e valori più elevati e ad adempiere le eterne Leggi sperimenterà e apprenderà, non solo intuitivamente, ciò di cui l'umanità e tutti i popoli hanno realmente bisogno. Egli sarà sostenuto e guidato soprattutto dalla fonte primordiale, che è il Padre Mio.

Se molti uomini pensassero e vivessero in modo conforme alla Legge, anche il loro ambiente cambierebbe. Non appena l'ambiente di ogni singolo uomo si trasforma in senso positivo, anche il pianeta abitato, la Terra, giunge automaticamente in una vibrazione superiore. Di conseguenza, si costituirebbero forme di vita di un livello evolutivo superiore, sia nel regno vegetale, sia in quello animale. Il mondo vegetale si trasformerebbe. Sull'anima e sull'uomo si irradierebbero forme più elevate con un'intensità di luce maggiore, risvegliando nell'uomo ulteriori forze positive vitali e di guarigione. Anche il mondo animale si trasformerebbe e la sua intensità di luce aumenterebbe. La Terra porterebbe frutti più splendenti, più grandi e sani, che conterrebbero molte più sostanze rigeneranti per l'anima e per il corpo.

Le forze della Terra potrebbero donare all'uomo cose inimmaginabili: una vita nella felicità e nella pace! Ci sarebbero persone sane e armoniose che vivono insieme in unità e che sottomettono la Terra in modo retto.

I pensieri sono forze. I pensieri positivi e divini e le azioni conformi alla Legge trasformano in senso positivo e costruttivo non solo l'immagine dell'irradiazione della Terra, ma anche tutto il sistema solare. Grazie a un orientamento positivo dell'umanità, rivolto verso il divino, l'intero sistema solare potrebbe essere elevato nella sua irradiazione. Ciò che vibra a un livello superiore riceve anche più forze dall'eterna Legge, Dio. Lo sviluppo spirituale dell'umanità apporterebbe una trasformazione da un livello più basso a uno superiore: se il singolo uomo avesse messo ordine nelle sette per sette forze spirituali che operano in lui, nella pienezza che proviene da Dio, conducendo una vita pura e se potesse attingere ad essa, gli si dischiuderebbero delle possibilità inimmaginabili. La realizzazione delle eterne Leggi avrebbe come conseguenza la guida diretta dello Spirito di Dio e Dio sarebbe tra i Suoi ed essi ne sarebbero consapevoli.

Tuttavia, fino a che gran parte dell'umanità è rivolta solo verso il mondo delle apparenze terrene, verso uomini che hanno capacità e qualità terrene, il quadro di irradiazione della Terra verrà trasformato sempre più e le vibrazioni giungeranno a un livello inferiore, sia quelle dell'anima sia quelle fisiche sia quelle del pianeta terrestre. In questo modo si trasforma sempre più tutto il quadro di irradiazione della Terra.

Ciò che fu inflitto alla Terra fin dal principio ricade su chi lo ha compiuto. Il karma di gruppo dell'umanità

Ciò che gli abitanti della Terra hanno arrecato al loro pianeta, fin dal momento in cui esso si formò, e che non è stato scontato, ricade su chi lo ha compiuto. Le loro anime scontano tutto ciò nelle sfere di purificazione, oppure ritornano continuamente in veste terrena con le loro cause, fino a che queste non sono state ampiamente espiate.

Se il modo di pensare e le aspirazioni degli abitanti della Terra rimangono orientati verso il mondo, essi continueranno ad aggiungere nuove cause a quelle già esistenti. In tal modo, essi creano una causa dopo l'altra non solo in se stessi, ma anche sulla Terra e dentro di essa.

Le cause possono essere molto diverse: può trattarsi di pensieri negativi di odio e di invidia, oppure di calunnie e diffamazioni. Le anime devono poi espiare queste cause sotto forma di effetti nei confronti di persone che esse devono servire o con le quali devono restare per tutta la vita, perché un tempo hanno sbagliato o peccato nei loro riguardi.

Le azioni negative possono essere compiute sulla Terra e dentro di essa, per esempio con studi ed esperimenti atomici. Queste cause hanno effetti molto vasti: esse si ripercuotono sulla Terra e dentro di essa, nei mari, nei laghi e nei fiumi, nelle vene d'acqua sotterranee, nell'atmosfera, sull'uomo e sugli animali.

Anche chi solamente approva queste cause, dagli effetti tanto gravi, si rende colpevole nei confronti di tutti coloro che ne devono soffrire. In questo caso si ha un "karma collettivo", detto anche karma di gruppo, ossia un karma legato a molte persone.

Ogni uomo dovrebbe chiedersi come il pianeta terrestre si comporta nei confronti di tutti gli uomini che non lo rispettano, ma che lo inquinano, maltrattando così la vita. Ognuno dovrebbe chiedersi se non è coinvolto anche lui in questo karma collettivo o se lo vorrebbe essere.

Molti scienziati, per esempio, fanno ricerche ed esperimenti solo nel campo materiale. Considerano la dimensione materiale come unica realtà e come unica possibilità di raccogliere esperienze per poter eventualmente divenire famosi. Solo pochi prendono in considerazione le ulteriori sfere di vita a loro invisibili e la forza sostenitrice che è la vita nella materia; essa mantiene in vita la dimensione materiale e sostiene tutte le forme di vita, è la Legge che agisce al di là della materia. Per molti la forza invisibile, la Legge Assoluta, è un'immagine dei mistici che non sembra possa essere realizzata.

Fino a che l'uomo non studia se stesso, per comprendere chi è veramente, conosce se stesso solo in base al proprio aspetto esteriore. Quindi, non si conosce. Chi non conosce se stesso vuole solo trovare conferma nel mondo e crea in tal modo una causa dopo l'altra.

Tuttavia, l'uomo è un essere cosmico, che porta in sé un corpo spirituale chiamato anima. L'anima non può essere misurata o pesata, perché è puramente spirituale e quindi non è in relazione con le vibrazioni dell'energia materiale.

L'eterna Legge – e quindi la vita che agisce al di là della materia, al di là del mondo tridimensionale – si dischiude solamente a chi esamina prima di tutto se stesso e riconosce chi e che cosa è. Chi aspira a realizzare le Leggi eterne che operano nell'uomo e in tutto l'Essere, e le applica in modo retto nel mondo e sulla Terra, attingerà alla Sapienza divina e giungerà alla verità interiore.

Egli sarà, quindi, un vero ricercatore, un vero mistico, che, adempiendo le Leggi divine, penetra nel profondo della propria coscienza, dalla quale riceve intuizioni e rivelazioni, per compiere per l'uomo e per la Terra ciò che sarebbe necessario affinché entrambi guariscano, affinché la pace pervada il mondo al posto dell'odio, dell'invidia, della discordia e della guerra.

L'uomo è prigioniero del proprio ego e della propria coscienza limitata

Dio è energia. Dio è forza atomica a livello spirituale; l'uomo la può studiare ed essa può agire tramite lui.

Se l'energia, Dio, diviene attiva nell'uomo, essa si irradia attraverso di lui e opera tramite lui per il bene di molti.

Se l'uomo agisce contro le leggi terrene viene condannato a una pena, che può essere una multa, oppure può essere privato della libertà e, in tal caso, deve scontare la pena in carcere. Chi non è con Dio è contro Dio. Egli semina e raccoglie pesi per sé e per molti che credono in lui e che fanno le stesse cose o cose simili.

Analogamente avviene per l'anima e per l'uomo quando agiscono contro l'eterna Legge: la coscienza dell'anima si limita e viene ricoperta dall'ego umano. L'uomo è egocentrico ed è quindi prigioniero del proprio ego. Questo egocentrismo costituisce le sbarre attraverso le quali l'uomo guarda; egli vede solo ciò che per lui è buono, giusto e vero. L'ego dell'uomo vede il mondo in base a come l'ego vede se stesso e si esprime nel mondo. In tal modo l'uomo legato al mondo dà forma al proprio mondo ed esercita un influsso sul proprio ambiente.

Quanto più intellettuale è il singolo, tanto più limitata è la sua coscienza. Egli è prigioniero del proprio ego.

Le autorità dei popoli, come pure gli scienziati e i teologi, devono cambiare. Fino a che essi si porgono le mani e si appoggiano a vicenda per quanto riguarda le cose del mondo, i popoli stessi e i singoli uomini potranno compiere ben poco sulla Terra, dato che sono condizionati dal potere esteriore.

Sono pochi i grandi di questo mondo che si sforzano di comprendere le Leggi spirituali e di riconoscere le istruzioni di vita che potrebbero rendere sana l'umanità e liberarla dal giogo di cui essa stessa si è caricata, per sfuggire così al proprio destino. Gli uomini che sono legati al mondo provocheranno solamente difficoltà sia a se stessi sia ai loro simili. Anche se sono scienziati o teologi, queste persone non sono veri saggi e quindi nemmeno veri mistici, in grado di sondare e contemplare le profondità della vita. Fino a quando la danza attorno al vitello d'oro, alle proprietà, alla stima, alla dignità e al denaro non cesserà, non potrà nemmeno sorgere un mondo migliore in grado di mantenere e nutrire gli uomini.

Tuttavia, si risveglierà una nuova umanità! Molti uomini cambieranno il loro modo di pensare. Sono coloro che danno forma a una generazione spirituale, che vive in amicizia con la Terra e che la considera come un grande organismo vivente, disposto a servire l'uomo, dandogli nutrimento.

La Terra, che è un organismo vivente, viene vivificata dall'irradiazione cosmica. Ogni azione contraria alla Legge altera l'irradiazione, crea frequenze disarmoniche e disturba l'equilibrio delle forze in tutte le forme di vita della Terra. Esperimenti atomici, spostamenti di terra, sfruttamento delle ricchezze del sottosuolo, spostamento dell'asse terrestre

La Terra, che è un organismo vivente, viene vivificata dall'irradiazione cosmica. Ciò richiede, tuttavia, la presenza nella Terra di tutte le sostanze che formano un terreno fertile per l'irradiazione, che può quindi penetrare in essa e mantenere e sostenere la vita.

L'eterna Legge dice: in tutto l'infinito non si può trasformare o formare nulla senza l'azione dell'eterna forza, della Legge immutabile. Se nella Terra non esistessero le sostanze di determinati metalli, minerali e simili, l'irradiazione cosmica non potrebbe rendere fertile il pianeta, né potrebbe favorire la crescita e quindi nemmeno stimolare le sostanze presenti nella terra a riprodursi. Per questo, il fatto che l'uomo sfrutti la Terra ed effettui grandi spostamenti di terreno costituisce un grave oltraggio. In tal modo, egli altera l'irradiazione cosmica nella Terra e su di essa.

Tutto dovrebbe crescere in modo organico, tuttavia l'uomo continua a interferire nella vita. Egli ha incrociato e incrocia, a propria discrezione, diverse specie di piante e di animali. E' molto ingegnoso e cerca continuamente di creare nuove specie di piante e di animali. Nel corso del tempo, ciò ha provocato un totale cambiamento del quadro di irradiazione, dato che anche la Terra, come tutti gli altri pianeti, è una forma di irradiazione orientata sulla vita cosmica, sull'irradiazione di Dio. Anche l'uomo è una forma di irradiazione cosmica. Se egli altera questa irradiazione con un modo di pensare, parlare e agire contrario alla Legge, si ammala. Fino a che l'uomo non cambia e non vive e pensa in modo cosmico, continuerà a fare esperimenti, poiché la sua anima è alla ricerca di ciò che ha perso nel corso di molte incarnazioni: la luce, la purezza e la bellezza.

Ogni azione non conforme alla Legge altera l'irradiazione cosmica nell'ambito della sfera terrestre. Così, per esempio, i numerosi spigoli e angoli delle case e anche dei mobili fanno rifrangere l'irradiazione cosmica. Ogni oggetto spigoloso altera l'irradiazione e la frequenza in sé e, in base al materiale di cui è costituito, crea frequenze disarmoniche in un vasto raggio. Se consideriamo tutto nell'insieme, le forze che sono state così alterate si ripercuotono poi, a loro volta, sull'uomo e sui regni della natura. Anche i cosiddetti grattacieli, che dovrebbero servire l'uomo, in quanto gli abitanti della Terra aumentano e il terreno edificabile diviene prezioso, liberano vibrazioni e forze che non influenzano solo la città in cui si trovano, ma anche l'atmosfera, la quale agisce a sua volta sugli uomini.

Riconosci, o uomo: se una bilancia si trova in equilibrio e tu poni improvvisamente o addirittura getti un mattone su uno dei due piatti, che cosa succede? La bilancia si inclinerà bruscamente su di un lato, e se tu getti una pietra sul piatto, essa si piegherà o si romperà addirittura.

Riconosci, o uomo: anche tu ti comporti in modo simile con la tua Terra. L'asse terrestre ha, tra l'altro, il compito di tenere la Terra in equilibrio. Tuttavia come si comporta l'uomo? Egli agisce sulla bilancia della Terra con forze negative e aggressive.

L'uomo sa molto sull'irradiazione. Malgrado conosca il pericolo che minaccia la Terra per via di molteplici cause, come gli esperimenti atomici, le perforazioni e gli scavi, egli continua a sfruttarla senza riflettere.

Anche i grandi tunnel scavati attraverso le montagne e gli scavi sotterranei nelle miniere di carbone provocano una destabilizzazione dell'asse terrestre. A causa di questi grandi spostamenti di terra e di pietre, viene alterato il quadro di irradiazione della Terra e anche la posizione dell'asse terrestre.

L'uomo sfrutta i giacimenti petroliferi della Terra e li elabora con altre sostanze, per ricavarne diversi prodotti di cui crede di aver bisogno per vivere.

Che cosa può portare un pianeta che è stato perforato e sottoposto in parte a scavi? Come si presenta la bilancia della Terra?

Tutte le cause grandi e piccole, nel loro insieme, si ripercuotono in modo violento sul singolo uomo. Chi non si sforza di mantenere o di ristabilire l'armonia, l'equilibrio delle forze in se stesso, soffre a causa di tutto questo.

La somma di tutte le negatività costituisce la causa di malattie, sofferenze, pene, miseria, fame, pestilenze, catastrofi e guerre: ciò che l'uomo ha seminato e semina, lo raccoglierà.

L'uomo mira a scoprire tutto ciò che gli è ancora sconosciuto. Vuole comprendere le cose esteriori, dimenticando però il punto centrale, ossia la vita, lo Spirito, che mantiene in vita e muove ogni cosa.

L'uomo effettua, in modo ignaro e senza riflettere, spostamenti di terra e altre cose simili, alterando così la struttura atomica della Terra. Da ciò deriva un'alterazione dell'intensità di luce di alcuni atomi materiali, che provoca un cambiamento della vibrazione degli atomi materiali, ossia degli elementi di cui è costituita la Terra.

Gli atomi materiali mantengono compatta la struttura della Terra e instaurano il collegamento con l'irradiazione cosmica. Se questo collegamento è disturbato, perché la frequenza degli atomi è stata alterata a causa di spostamenti di terra o della modificazione della struttura atomica, si presentano inevitabilmente dissonanze nella crosta terrestre e sulla Terra. Gli effetti di queste forze disarmoniche si manifestano nei regni della natura e anche nell'uomo.

La base di tutto l'Essere è, tuttavia, lo Spirito. Un atomo materiale non è altro che un atomo spirituale solidificato, attorno al quale, nel corso di miliardi di anni, si sono avvolte forze di diversa vibrazione a causa dello spostamento o del cambiamento dell'intensità di irradiazione.

Gli elementi materiali, qualunque sia il nome che viene dato loro dall'uomo: atomi, molecole o particelle elementari, non sono altro che energia divina trasformata a un livello inferiore. La luce è stata raddensata a causa di un modo errato di percepire, pensare e agire e viene ora chiamata materia oppure sostanza solida.

Ciò che non è salutare per l'uomo, non è benefico nemmeno per la Terra. E ciò che non è buono per la vita della Terra, non è salutare nemmeno per l'uomo. Infatti, l'uomo è un prodotto di questa Terra e quindi è identico ad essa. Se la Terra è malata, anche il suo prodotto, ossia l'uomo, si ammalerà.

Dall'esempio che segue, riconoscerai come l'uomo si comporta con la Terra, il grande organismo che rappresenta la fonte di mantenimento dell'uomo.

Un chirurgo effettua in una persona un trapianto di organi che, secondo l'eterna Legge, è contrario alla Legge, come lo sono gli esperimenti sulla Terra e dentro di essa. Dopo il trapianto di organi, il paziente deve assumere medicinali di vario tipo, affinché il corpo non rigetti l'organo estraneo.

L'organo estraneo rappresenta una vibrazione estranea nel paziente. Prima o poi, anche se solo dopo anni, quando l'organismo di questa persona si sarà assuefatto ai medicinali, il corpo fisico reagirà. Si presenteranno così difficoltà; il corpo cercherà di rigettare l'organo estraneo.

O uomo, da questo esempio riconosci che mettere insieme due vibrazioni di tipo diverso provoca sempre dissonanze.

Pertanto, ciò che viene immesso o sottratto giorno per giorno alla Terra si ripercuote sul corpo naturale, ossia sul pianeta, e anche sul fautore di tutto ciò, ossia sull'uomo, che è un prodotto della terra.

La Terra, il grande organismo terrestre, viene oltraggiata ogni giorno dagli uomini. In senso lato, anch'essa possiede i propri organi e la propria circolazione, che sono costituiti da mari, laghi, fiumi, da vene d'acqua, campi magnetici, dal Polo Nord e dal Polo Sud, dai regni della natura e da molte altre cose.

Ciò significa, in senso lato, che l'uomo effettua continuamente trapianti d'organi sulla Terra e dentro di essa. Egli sperimenta poi ogni giorno gli effetti nei vari continenti e su di essi.

Ogni continente ha il proprio campo magnetico specifico, che emette vibrazioni in base ai propri giacimenti di metalli, minerali e di tutte le ricchezze del sottosuolo. Queste vibrazioni vengono trasmesse dalle correnti magnetiche a tutta la Terra e a tutto ciò che vive su di essa, quindi agli uomini, agli animali, alle piante e alle pietre.

Se vengono trasferite da un continente all'altro grandi masse di ricchezze del sottosuolo ed esse vengono poi modificate, ossia preparate per diversi scopi, elaborate e poi impiegate in modo corrispondente, cambia anche l'intensità di irradiazione della parte della Terra dalla quale sono state asportate e di quella in cui sono state depositate o elaborate.

Tu, o uomo, hai sentito che le correnti magnetiche sono i supporti sonori del campo magnetico terrestre. In base a questi suoni che, come ogni cosa, sono vibrazioni, cambia anche la struttura della Terra. Ogni suono si ripercuote più o meno sulle caratteristiche e sui geni degli uomini e degli animali, a seconda della propria intensità e del proprio tono. Anche le piante e i minerali reagiscono ai suoni. Tutti i cambiamenti che sono accaduti, a partire dal pensiero della caduta degli esseri che si allontanarono da Dio e nel successivo decorso del raddensamento fino alla formazione dell'uomo, sono stati e vengono registrati da tutta la Terra e anche dalla circolazione della Terra, ossia dalle falde acquifere.

Gli uomini, come tutti gli animali dell'aria, della terra e dell'acqua, dipendono dalle vibrazioni del pianeta terrestre. Tutto l'Essere reagisce ai suoni, ai colori e alle forme. In base a come l'uomo si comporta nei confronti della Terra, ritorna a lui l'eco da parte del pianeta.

Estinzione di molte specie animali e vegetali, mutazione degli istinti

A causa dell'intervento negativo dell'uomo sul corpo naturale, ossia sulla Terra, si sono estinte e si estinguono molte specie animali, mentre si sviluppano altre forme animali con caratteristiche diverse. La stessa cosa avviene nel regno vegetale. Molte piante si estinguono, mentre nascono nuove specie, di cui l'uomo ignora ancora le caratteristiche. La predisposizione dell'uomo e le sue caratteristiche si ripercuotono in modo diverso in ogni epoca.

L'umanità vive su una Terra e in un'atmosfera che cambiano costantemente. Le dissonanze provocate dall'uomo, sotto forma di colori, di forme o di suoni, si ripercuotono in modo negativo anche sul sistema nervoso di coloro che si trovano sullo stesso livello di vibrazione di queste irradiazioni.

L'uomo ha ricevuto da Me il compito di elevarsi spiritualmente a un livello superiore tramite un animo nobile, per potersi arricchire di conoscenze vere e di una vita vera. Dato che l'anima dell'uomo non è di questo mondo, sia essa sia l'uomo hanno la possibilità di incamminarsi sulla via dell'evoluzione, per attingere alla vita cosmica e poter sottomettere la Terra in modo retto.

Ogni dissonanza, sia che provenga dalla Terra sia dalle colpe dell'uomo, si ripercuote in molti modi. Un uomo irritato e disarmonico cerca diverse possibilità per rilassarsi, ad esempio eccedendo nel mangiare e nel bere oppure in un'accentuata sessualità. Questi svariati sintomi e le loro conseguenze presentano una vasta gamma di negatività e aumentano gli istinti animali nell'uomo.

L'uomo legato al mondo vive alla giornata, senza pensare al proprio prossimo e al secondo prossimo, agli animali e alle piante. Chi è proiettato verso il mondo e pensa solo a se stesso non conosce ideali e valori più elevati.

Come conseguenza dell'intervento nelle leggi naturali muta anche l'istinto degli animali, che Io, il Cristo, definisco come l'insieme delle sensazioni. Esso cambia di epoca in epoca, dato che l'uomo continua a cambiare e si sottomette ai princìpi di altri.

Gli animali domestici soffrono in modo particolare per il modo in cui vengono trattati dall'uomo e per le sue idee. Sono soprattutto loro che cambiano il proprio modo di vivere, poiché l'uomo, intervenendo su di loro, influenza anche i loro geni. Molti animali sono impauriti e irritabili. Il loro istinto è totalmente orientato sulla dimensione materiale e sul mondo dei pensieri dell'uomo. In base alla loro mentalità e a causa dell'errato sviluppo avvenuto nel corso di millenni – e anche a causa degli incroci tra le specie – gli animali hanno assunto alcune abitudini dell'uomo.

Tra le forme pure dei regni naturali spirituali non esisteva l'istinto di combattersi e di divorarsi reciprocamente, come non esistono aggressività e inimicizia tra gli esseri spirituali puri. Il fatto che gli animali vivano nell'inimicizia, si combattano e si uccidano, come fa l'uomo, è la conseguenza del raddensamento degli esseri della caduta, ovvero del loro allontanamento dalla propria meta e quindi della loro degenerazione.

Ciò significa che, nel corso del loro sviluppo, molte specie animali hanno assunto le stesse tendenze dell'uomo, a seconda delle proprie caratteristiche e della propria impronta. Il campo di vibrazione di molte specie animali è simile a quello di molti uomini.

Negli animali si riscontra anche la falsità degli uomini. Il cuculo, per esempio, depone le sue uova in nidi estranei e la gazza divora le uova di altri uccelli. Questi due esempi non sono gli unici. La smisurata mancanza di amore degli uomini vige in modo analogo in tutto il regno animale.

L'alterazione dei campi magnetici, ossia dei potenziali energetici, in tutte le forme di vita è causa di diverse malattie

Ogni forma di vita ha un proprio potenziale energetico, un campo magnetico, che corrisponde al suo sviluppo spirituale. Sia l'uomo sia l'animale, la pianta e la pietra irradiano il livello di coscienza che corrisponde al loro potenziale energetico. L'uomo definisce la presa di coscienza come irradiazione del livello di coscienza oppure aura.

Solo l'uomo modifica la propria aura. I colori e le forme della sua aura variano in base alle sue sensazioni, ai suoi pensieri e alle sue azioni.

A causa del comportamento errato dell'uomo nei confronti del suo prossimo e del suo secondo prossimo – ovvero dell'animale, delle piante e, nell'insieme, anche del pianeta terrestre – il campo magnetico terrestre e le correnti magnetiche vengono continuamente alterate. Ciò provoca tensioni di diverso tipo nel campo magnetico, anche nell'uomo. Anche gli animali, le piante e tutte le altre forme di vita soffrono a causa di dissonanze nel campo magnetico della Terra. Queste dissonanze provocano poi altre tensioni negative nell'uomo e nell'animale.

Se il campo magnetico terrestre è disturbato e le dissonanze si rafforzano nei campi magnetici degli uomini e degli animali, ciò si ripercuote anche sui geni degli uomini e del mondo animale, dando origine a vari tipi di malattie.

Il ruolo del sistema nervoso nell'insorgere di malattie e disgrazie

Il plesso solare, che è un complesso centrale di nervi nell'uomo, è un importante punto di intersezione nel sistema nervoso. Esso può essere notevolmente influenzato. Se questo punto di intersezione e tutto il sistema nervoso vengono coinvolti in dissonanze di diverso tipo, ne possono conseguire malattie e disgrazie.

Le dissonanze si formano, per esempio, a causa di suoni, di colori forti oppure scuri, di pensieri di odio, di invidia, di lite, di pensieri assillanti e inutili, di gravi problemi e preoccupazioni, oppure se continuiamo a pensare a cose già passate da tempo, se non riusciamo a perdonare o a causa di altre difficoltà dalle quali l'uomo non riesce a staccarsi.

Chi si lascia assillare dai propri pensieri e dai propri desideri, chi si occupa ogni giorno dei propri problemi perde l'orientamento verso cose nobili e belle. Si sente sempre incompreso e sofferente. In questa condizione di apatia e di irritazione assorbe molte vibrazioni negative, ossia pensieri negativi che, in molti casi, attivano nel suo interiore una colpa, che si manifesta poi nell'uomo o su di esso sotto forma di malattia o di disgrazia.

Gli effetti che si manifestano non hanno origine a livello fisico, ma provengono dall'anima, perché il sistema nervoso, che è la rete di comunicazione tra corpo e anima, si è contratto, provocando una riduzione della forza vitale. Di conseguenza, nell'anima si ha un movimento più intenso, che può mettere in moto in essa colpe, ossia cause spirituali, che si manifestano poi nel corpo sotto forma di effetti.

Il sistema nervoso, chiamato anche rete nervosa, ha un ruolo fondamentale nell'insorgere di disturbi, malattie e disgrazie.

Le correnti magnetiche e il loro rapporto con l'uomo. L'effetto salutare o dannoso dei raggi solari

Come già rivelato, le correnti magnetiche sono i supporti sonori del campo magnetico terrestre. Se questo è disarmonico, vengono disturbate anche le correnti magnetiche. A causa di questo alternarsi di armonia e disarmonia, le correnti magnetiche della Terra agiscono in modo diverso anche nell'uomo, ovvero una volta in modo benefico e poi di nuovo in modo dannoso. Ciò dipende completamente dal livello di vibrazione dell'anima e dell'uomo e dalle condizioni del loro campo energetico.

Dato che su questa Terra tutto è relativo, dipende esclusivamente dal modo di pensare e di vivere del singolo se le forze magnetiche lo possono influenzare e in quale modo ciò avvenga. Le risonanze delle correnti magnetiche sono diverse in ogni stagione, in ogni giorno e addirittura in ogni ora. Pertanto, in base alla loro vibrazione, esse influenzano anche gli uomini e i regni della natura di volta in volta in modo diverso.

Solo le persone che sono in disarmonia possono essere influenzate dalle dissonanze delle correnti magnetiche. Infatti, il simile agisce solo sul simile. Al contrario, una persona in armonia e orientata in modo spirituale assorbe sempre meno dissonanze. Man mano che matura spiritualmente, riesce addirittura a influenzare in modo positivo le vibrazioni negative oppure a neutralizzarle.

Anche se le correnti magnetiche della Terra possono trasmettere risonanze molto negative a causa dei costanti mutamenti, che sono dovuti all'influsso che gli uomini esercitano in molti modi diversi, alcune frequenze possono essere salutari per le persone che hanno un giusto atteggiamento positivo nei confronti della vita.

Le persone che hanno un rapporto positivo con i regni della natura possono caricare il proprio campo magnetico con le forze positive delle correnti magnetiche terrestri. Soprattutto nelle ore del mattino, quando il sole rischiara la Terra con i suoi primi raggi, le forze positive delle correnti magnetiche sono particolarmente benefiche. In queste prime ore della giornata, esse sono più ricche di forza odica, che è la forza vitale e di guarigione, poiché sulla parte della Terra che si trova nella notte, le vibrazioni negative – ossia gli innumerevoli pensieri, le parole e le azioni negative dell'uomo – sono ridotte, dato che l'uomo dorme. Quando si è fatto silenzio, la forza spirituale, la forza odica, fluisce più intensamente verso la materia.

Verso mezzogiorno le correnti magnetiche portano più particelle solari sulla Terra. Esse non pervadono solo il pianeta, ma anche gli uomini, poiché l'uomo è una parte della Terra. E' consigliabile assorbire questi portatori di energia solamente se l'uomo evita di esporsi direttamente a una forte irradiazione solare. Il calore del mezzogiorno non è benefico per i nervi dell'uomo. Una quantità eccessiva di particelle solari può provocare molta irrequietudine. L'irradiazione solare intensa contrae il sistema nervoso e provoca irrequietudine nel corpo. Essa agisce in modo negativo sulla tiroide dell'uomo, provocando così disturbi di diverso tipo nell'organismo umano.

Le particelle solari possono essere assorbite in grande quantità presso laghi, fiumi e mari. Tuttavia, quando fa caldo, sarebbe meglio ripararsi all'ombra. Quando fa molto caldo ci sono molte particelle solari anche all'ombra. Se esse vengono assorbite nel modo giusto – ossia se l'uomo rimane all'ombra – possono rafforzare il campo magnetico dell'uomo e stabilizzare la sua circolazione.

Insetti nocivi, parassiti, batteri e virus sono il prodotto del comportamento errato dell'umanità

Le costanti alterazioni del campo magnetico terrestre danno origine anche a specie animali che l'uomo chiama insetti nocivi o parassiti. Queste forme di vita che disturbano e infastidiscono l'uomo non sono altro che creazioni scaturite dai pensieri e dalle azioni umane, ossia una conseguenza del comportamento errato dell'uomo. Esse vengono pervase e vivificate dai campi magnetici. L'ambiente in cui gli insetti nocivi prolificano è costituito da immondezzai, corsi d'acqua inquinati, scarichi radioattivi, impianti di depurazione, dalle radiazioni provenienti dai reattori atomici, dai depositi di scorie atomiche, da acque di scarico e altre cose del genere.

Il corpo umano è un corpo di pensieri. Come l'uomo percepisce, pensa, parla e agisce così è, e allo stesso modo influenza anche il proprio ambiente. Con il suo modo di pensare e di agire contribuisce anche a dare forma all'epoca in cui vive. Ogni uomo dà forma al proprio ambiente e alla generazione della propria epoca e li determina. Il modo di pensare e di agire degli uomini dà quindi l'impronta alla rispettiva epoca e al mondo e determina la sorte dei popoli.

L'uomo stesso crea gli insetti nocivi, i parassiti, di cui abbiamo parlato, con il proprio comportamento errato, con il suo modo di pensare e di agire contrario alla Legge. Anche i batteri nocivi e i virus sono prodotti di un comportamento errato dell'umanità che si è protratto per diverse epoche.

Rapporto tra l'anima incarnata e l'epoca in cui vive. Influssi da parte di gruppi di anime

Tutti i pensieri e le azioni umane si ripercuotono nel seguente modo: in base alle proprie colpe, l'anima continua a incarnarsi in un corpo terreno, in un corpo umano, fino a che non le ha ampiamente cancellate. Essa può riportare con sé in questo mondo, in una successiva incarnazione, una gran parte del suo comportamento errato di un tempo, ossia dei suoi moti, delle sue tendenze e dei suoi desideri umani. Nell'epoca in cui essa si ritrova in una nuova veste umana, si manifesterà, in base alle sue colpe, ciò che caratterizza quest'epoca. In tal senso, sulle colpe dell'anima che si è reincarnata agiscono anche ulteriori forze, come la cronaca atmosferica oppure pensieri simili o uguali di persone dagli stessi intenti. Queste forze stimolano i moti e le tendenze, i desideri e le passioni che spesso condizionano molte persone di quella determinata epoca.

Forse, l'anima che si trova ora incarnata e nella quale divengono attivi e si irradiano determinati desideri, aspirazioni, moti e tendenze fa parte di un gruppo di persone dagli stessi intenti. Se essa, dopo essere stata toccata da queste forze invisibili, appartiene a questo gruppo o a questa moltitudine di persone dagli stessi intenti, assume una parte di un karma di gruppo che collega tra loro queste persone e che esse dovrebbero sciogliere insieme nel mondo.

Per questo ci sono sempre due poli opposti che agiscono in questo mondo: gli uni, ad esempio, vogliono scindere l'atomo per ricavarne fonti di energia e armi nucleari, forse perché si sono occupati di questo già nelle vite precedenti e hanno già approntato un certo lavoro per quest'epoca. Altri, invece, non vogliono l'energia nucleare e sono stati contrari già nelle vite precedenti. Questi ultimi vogliono l'energia naturale che la Terra dona generosamente a coloro che la riconoscono e la sanno utilizzare.

Un altro esempio: alcuni vogliono sostenere l'organizzazione ecclesiastica, perché nelle vite precedenti sono forse stati papi, cardinali, vescovi, sacerdoti, laici o seguaci di questa dottrina, mentre altri vogliono aiutare lo Spirito libero a farsi varco e seguire il Nazareno senza i dogmi della chiesa e i riti. Il loro unico criterio per la loro vita è il Suo insegnamento.

Un altro esempio ancora: alcuni vogliono un tipo di governo, altri un altro, a seconda del patrimonio ideale che le anime hanno portato con sé.

Nella dimensione materiale, nella scuola terrena dell'anima, avviene tutto questo e molto di più.

Il processo di purificazione dell'anima nelle sfere di purificazione è doloroso

Le sfere in cui vivono le anime prive di un corpo vengono caratterizzate da opinioni, desideri, passioni, tendenze e interessi simili, a seconda di ciò che le anime portano con sé dalla Terra.

Le anime che non si sono ancora risvegliate e sono orientate solo sulla materia vivono e agiscono in queste sfere in uno stato simile a un sogno. Lì non possono creare nuove cause, poiché vivono e operano solo nel loro mondo di sogno, senza compiere quindi nulla.

Nei regni delle anime le malattie, le pene e le preoccupazioni si presentano come immagini che provocano sofferenza e rimorsi all'anima. Nel regno astrale, l'anima vive in tutti i dettagli ciò che essa ha causato. Le cause – che nel mondo materiale si manifestano sotto forma di malattie, miserie e disgrazie – nel mondo delle anime vengono sperimentate sotto forma di immagini e condizioni di sofferenza.

Il periodo in cui la grazia agisce in modo più intenso è quello che si trascorre sulla Terra: l'anima in veste terrena ha la possibilità di trasmettere parzialmente o completamente le sofferenze al suo corpo. Sulla Terra, nel corpo materiale, la purificazione dell'anima può avvenire più rapidamente che non nei regni delle anime, dato che nel corso dell'incarnazione i corpi che sopportano sono due: anima e corpo. Inoltre, nella dimensione dello spazio e del tempo, la grazia allevia, neutralizza e toglie molte cose.

Nei regni delle anime non esiste il tempo, né un secondo corpo. Lì, la purificazione dell'anima avviene in modo molto più doloroso e in cicli più lunghi. Ciò significa che l'anima sperimenta ancora una volta il proprio comportamento errato in tutti i dettagli, fino a che non impara a riconoscere se stessa e, tramite il pentimento, chiedendo perdono e perdonando, compie ciò che deve attuare, affinché le immagini, ovvero i fatti che essa vive in modo diretto, abbiano a scomparire.

In veste terrena si tratta spesso solo di ricordi di eventi spiacevoli, dei quali l'uomo in genere non ricorda più i dettagli, oppure di una malattia che egli deve sopportare, ma nella quale può essere aiutato eventualmente solo con degli analgesici.

Nel regno delle anime, invece, esiste un unico analgesico: rimetti il tuo comportamento errato al Signore, alla luce guaritrice.

L'uomo assorbe in sé i virus che hanno una vibrazione che corrisponde alle colpe della sua anima e alla vibrazione del suo corpo

L'anima, dunque, riporta con sé in questo mondo tutto il suo bagaglio oppure parte di esso. Nel corso della sua esistenza in veste umana, questo bagaglio verrà toccato dagli stessi o da simili pensieri negativi. In tal modo, esso entra nel corpo dell'uomo sotto forma di vibrazione ed egli ne prende sempre più coscienza.

In genere, l'uomo svolge anche una professione che corrisponde alle tendenze insite in lui. Le colpe dell'anima si presentano sotto forma di pensiero nel cervello programmato da una determinata attività. In tal caso, l'uomo parla di "intuizione" oppure di un impulso.

Ciò avviene nel seguente modo: prima giunge il pensiero, poi la parola. L'uomo va da persone simili a lui e presenta loro il proprio patrimonio ideale. Se il prossimo accoglie questo patrimonio ideale, esso viene forse realizzato. Dato che tutto ciò che l'uomo ha creato in questo mondo può sussistere ed essere mantenuto solo per un certo tempo, esso decadrà nuovamente. Per questo scopo esistono perciò immondezzai e impianti di depurazione.

Con queste idee sono nate, per esempio, le armi nucleari e le centrali atomiche.

L'acqua di raffreddamento contaminata che fuoriesce dalle centrali nucleari fluisce nei fiumi e nei laghi e poi nei mari. Ne risulta un inquinamento della Terra senza precedenti: gli animali e le piante muoiono, oppure i geni degli animali vengono modificati e le caratteristiche delle piante mutano. L'acqua comincia a ristagnare e gli immondezzai divengono luoghi di incubazione di cosiddetti parassiti, virus e batteri dannosi. Analogamente avviene nei laghi e nei mari.

Ciò significa, quindi, che i parassiti, i virus e i batteri dannosi sono opera dell'uomo.

Ciò che l'uomo semina, raccoglierà: i parassiti prendono il sopravvento. Anche se i prodotti antiparassitari e i concimi chimici ne uccidono alcune specie, le sostanze chimiche favoriscono, allo stesso tempo, lo sviluppo di altri insetti nocivi e di nuovi virus e batteri nocivi. La cosiddetta scienza non è quasi più in grado di studiarli ed esaminarli, dato che essi non possono più essere individuati nemmeno con le apparecchiature tecniche più sofisticate. Essi costituiscono forze negative che influenzano i geni e, a livello di vibrazione, agiscono sull'anima incolpata, poiché, come già rivelato, tutto è vibrazione. Essi favoriscono quindi l'insorgere di malattie in gran parte ancora sconosciute all'uomo dell'epoca odierna. Tra questi troviamo anche certi tipi di cancro, alcuni dei quali vengono trasmessi da virus.

La predisposizione a questi tipi di cancro si trovava già sotto forma di colpa nell'uomo oppure nell'anima dell'uomo. L'ambiente in cui l'uomo entra, continuando a pensare e a comportarsi in modo errato, fa sì che egli assorba quei virus che hanno una vibrazione corrispondente ad alcune colpe della sua anima. Lo stesso vale per la vibrazione del corpo. Se essa corrisponde ad alcuni virus o batteri nocivi, il corpo li assorbe e si contamina, poiché nei geni si trovano aspetti con una vibrazione analoga.

Con ciò viene rivelato che determinati tipi di cancro sono contagiosi.

*L'uomo ignaro lotta
contro tutte le sofferenze e i pericoli.
Il saggio riconosce e combatte le negatività,
che sono il suo peggiore nemico
e che si trovano dentro di lui*

E' quindi necessario ricordare continuamente all'uomo: fai attenzione ai tuoi pensieri! Sforzati di controllare ogni giorno i tuoi pensieri! Rimetti le negatività e agisci in modo conforme alla Legge, seminando amore anziché odio, seminando benevolenza anziché gelosia e passionalità! Vedi sempre il bene degli uomini e della Terra davanti a te! Così farai del bene.

In questo modo, nella tua anima potranno essere neutralizzate e trasformate molte cose. Le negatività, quindi ciò che ti opprime, come le malattie o un modo di agire distruttivo, verranno trasformate. Tu resterai sano o guarirai. Invece di agire in modo distruttivo, diverrai una persona benevola e buona, che rispetta e apprezza la vita.

Come l'uomo può seminare qualcosa in senso negativo e deve poi subirlo sotto forma di effetto, così può seminare anche in senso positivo. L'effetto sarà in tal caso un mondo intatto e sano, nel quale vivono uomini pacifici, che favoriscono il bene per tutti e si impegnano in tal senso e, quindi, per la pace in questo mondo.

L'uomo ignaro lotta contro tutto ciò che gli appare come una sofferenza o un pericolo. In realtà, invece, è lui stesso la causa delle sofferenze e dei pericoli. Dovrebbe quindi lottare contro se stesso, ossia riconoscere i propri desideri, le proprie aspirazioni, tendenze e i propri istinti e rimetterli a Me, il Cristo. Io Sono la forza positiva che trasforma il negativo e porta luce e pace nel mondo tramite persone positive e orientate su Dio. Tuttavia, dato che ogni uomo considera sempre se stesso come "il migliore", egli dichiara battaglia al suo prossimo.

Solo quando l'uomo riconoscerà che è lui stesso responsabile per tutte le sue sensazioni, i suoi sentimenti, pensieri, moti e tendenze positive e negative, egli comincerà a guardare se stesso e a combattere dentro di sé ciò che ha sempre creduto di vedere nel suo prossimo.

Il prossimo, per causa del quale l'uomo si irrita, è solo il suo specchio. Ebbri del mondo, molti non riconoscono se stessi e per questo non riconoscono nemmeno il nemico più grande che si trova dentro di loro, che distrugge la vita della Terra e del loro prossimo e, in fondo, la loro stessa vita. Fino a che il singolo non combatte contro se stesso, nobilitando il proprio carattere, procederà sempre contro gli aspetti che vede negli altri, ma che in fondo sono dentro di lui.

Pertanto, l'uomo stesso è l'insetto nocivo; egli è il virus e il batterio nocivo. Infatti, egli è responsabile di tutto ciò che agisce in modo distruttivo sul mondo.

L'irradiazione dell'uomo dimostra le condizioni della sua anima e mostra chi egli è

Gli uomini ignari si prendono cura soltanto del loro involucro esteriore, il corpo terreno, ma prestano ben di rado attenzione ai loro pensieri.

Le numerose dissonanze dell'uomo agiscono continuamente sul suo sistema nervoso, che costituisce la rete di collegamento con l'anima. Se il sistema nervoso è contratto, le Mie forze vitali e di guarigione possono fluire sono in modo limitato nel corpo. Di conseguenza, le colpe dell'anima fuoriescono e alcuni organi del corpo vengono indeboliti.

Il sistema nervoso registra in ogni attimo le sensazioni, i pensieri, le parole e le azioni. Ogni disarmonia esteriore che può entrare con la propria vibrazione nell'interiore dell'uomo, poiché vi trova le stesse o simili risonanze, provoca disturbi nel corpo. Di conseguenza, il sistema nervoso si contrae ulteriormente. Da ciò risultano stanchezza, svogliatezza, apatia, liti e discordia. L'uomo non è più padrone delle proprie forze e le ulteriori conseguenze sono disgrazie e malattie.

Di conseguenza, ciò che si trova nell'interiore, nell'anima – sia la luce che le ombre – può essere risvegliato o rafforzato dall'esterno da rumori, pensieri negativi, da determinate forme di pensiero, da virus, batteri nocivi, da liti e discordia. L'effetto si manifesta poi nel corpo, in base all'intensità di ciò che si trovava e si trova nell'anima.

Ogni cellula del corpo ha una coscienza spirituale, un subconscio e un conscio. Tramite la coscienza spirituale della cellula, le forze fluiscono in tutta la struttura cellulare e pervadono gli organi e tutto il corpo. Le membrane cellulari trasmettono sia le forze positive sia quelle negative e determinano, tra l'altro, il livello di vibrazione dell'uomo. Quindi l'uomo è così come è la sua vibrazione. Le sue sensazioni, i pensieri, i moti e le tendenze, le sue passioni, tutto ciò che lo occupa ogni giorno – anche le sue malattie, i suoi disturbi, le sue preoccupazioni e pene – costituiscono la frequenza della sua anima.

Se, per esempio, l'uomo commette continuamente lo stesso errore, queste vibrazioni negative vengono registrate dalla coscienza spirituale delle cellule del corpo. Di conseguenza, le particole dell'anima si adombrano. In tal modo, nell'anima e nelle sue particole si forma una colpa.

Gli atomi spirituali costituiscono il piano di risonanza nelle particole di cui è costituita l'anima. Partendo dal sistema nervoso, il piano di risonanza dell'anima comincia in un secondo tempo a vibrare. L'anima comincia così a vibrare e assorbe le vibrazioni dei sentimenti, delle sensazioni e dei pensieri, contaminandosi con gli aspetti umani.

La stessa cosa avviene con le forze positive. Se l'uomo è armonioso ed equilibrato, se è altruistico e non è più riferito solo a se stesso, queste forze positive fluiscono nell'anima, dove apportano armonia e pace. In questo equilibrio interiore, nell'armonia e nella pace, lo Spirito della vita può poi trasformare oppure eliminare in parte alcune colpe dell'anima che avrebbero potuto abbattersi sul corpo, se l'uomo avesse continuato a pensare in modo negativo.

Ogni vibrazione, sia positiva sia negativa, che viene rafforzata dall'uomo perché continua a ripetere lo stesso pensiero, le stesse parole o le stesse azioni penetra nell'anima, ossia nel libro della vita. Le specie di atomi spirituali che si trovano nell'anima, nelle particole dell'anima, cambiano quindi in base a come vive l'uomo. Se egli vive in modo positivo, le forze di ogni atomo spirituale si orientano sul nucleo primordiale dell'anima, sul suo nucleo centrale, che è il cuore dell'essere spirituale.

Se l'uomo vive in modo negativo, crea una causa dopo l'altra e gli atomi spirituali si allontanano sempre più dalla Fonte primordiale dispensatrice di vita, dal nucleo centrale dell'anima, dal cuore dell'essere spirituale, e si rivolgono verso le vibrazioni del mondo. A causa di questo capovolgimento dallo Spirito al mondo, ossia verso gli aspetti umani, le particole dell'anima si adombrano. Infatti la loro luce cambia in base alle sensazioni, al modo di pensare, di parlare e di agire dell'uomo. Tutti questi sono processi spirituali che l'uomo non può misurare, né pesare.

Gli involucri dell'anima sono costituiti da tutte le irradiazioni dell'anima, da tutto ciò che è memorizzato in essa. Questi involucri determinano la struttura dell'uomo, che può essere sottile o grossolana, in base a ciò che si trova nelle particole dell'anima: aspetti puri o impuri, aspetti di luce o ombre, legami o libertà, aspetti umani oppure divini.

L'aspetto esteriore dell'uomo rispecchia la sua anima: esso può essere bello e puro oppure cupo, brutto, fino ad essere orribile. Una persona carina non è tuttavia ancora una bella persona. Molti possono avere un bell'aspetto esteriore, tuttavia, già nella gioventù, l'uomo determina se diverrà e se resterà bello.

La forma esteriore dell'uomo, il suo aspetto, per esempio ciò che è bello e nobile, la grazia e l'equilibrio, sono attributi puri dell'anima. Ciò che l'anima porta alla luce non è costituito dalla breve fioritura della gioventù, dall'essere carini, che riguarda invece solamente il corpo. E' invece l'irradiazione dell'uomo che dimostra quali sono le condizioni della sua anima e, in fondo, chi egli è.

Il comportamento errato degli uomini modifica le funzioni dei campi magnetici terrestri e delle correnti magnetiche

Una cosa agisce sull'altra e riflette, a sua volta, ciò che l'uomo vi ha immesso con i propri pensieri o con ciò che è stato compiuto.

Così, per esempio, le sostanze chimiche che vengono aggiunte al terreno e immesse nelle acque alterano il campo magnetico terrestre, che è lo specchio della Terra. Se l'uomo immette nel terreno sostanze chimiche elaborate, egli altera allo stesso tempo anche il riflesso del campo magnetico terrestre e, di conseguenza, anche le correnti magnetiche.

Il sole e i pianeti che lo circondano irradiano verso la Terra, il pianeta sul quale vivono gli uomini. Essi pervadono l'uomo e la Terra con le loro forze.

Se i campi magnetici terrestri – che nel loro insieme vengono chiamati campo magnetico terrestre – non sono più orientati correttamente sull'irradiazione del sole e dei pianeti, perché gli specchi, costituiti dai campi magnetici, sono opachi e in parte lacerati, la Terra produrrà valori sempre nuovi, e così anche nuovi animali, piante e forme.

I campi magnetici hanno molteplici compiti. Tra l'altro, essi determinano anche la fecondazione degli animali ed esercitano un influsso su di essa.

Allo stesso modo con cui agiscono sul mondo animale, essi influenzano anche i cosiddetti insetti nocivi, ossia i parassiti e tutte le forme di vita che si sono formate in seguito al comportamento errato dell'uomo; infatti esse reagiscono in modo particolare alle dissonanze delle correnti magnetiche. Ciò vale anche per i virus e per i batteri nocivi.

Quanto più grande diviene il potenziale di forze negative, maggiore è l'influsso che le dissonanze delle correnti magnetiche esercitano sui parassiti, virus e batteri nocivi e anche su uomini e animali.

Anche tutte le altre iniziative errate dell'uomo, che hanno la loro origine in altri modi di comportarsi errati del singolo e della massa, creano cause nell'anima. Esse si manifesteranno prima o poi sotto forma di effetti nel corpo, oppure nelle sfere di purificazione.

Ulteriori chiarimenti in merito all'importanza del sistema nervoso – Il piano di risonanza del corpo. Le tensioni bloccano il flusso della forza vitale

Il complesso determinante che può rendere l'uomo dinamico oppure opprimerlo e incolparlo, in base alle sensazioni, ai pensieri, alle parole e alle azioni dell'uomo, è costituito proprio dai suoi pensieri.

Con le proprie negatività, l'uomo disarmonico agisce quindi costantemente sul proprio sistema nervoso, che è la rete di collegamento con l'anima. Egli contrae i sottili nervi vitali, attraverso e lungo i quali fluisce la forza spirituale, la vita, che desidera mantenere sano il corpo e donargli gioia di vivere.

Dato che molti non conoscono la forza dei pensieri, il corpo deperisce nonostante le cure esteriori, e anche l'anima, la conformazione spirituale che si trova nell'uomo, che è il libro della vita, si adombra sempre più. L'anima registra in sé tutti i moti e le tendenze dell'uomo, le sue sensazioni, i suoi pensieri e tutti i processi che avvengono in lui e su di lui.

Se il sistema nervoso è contratto, nel corpo fluisce poca forza vitale. Di conseguenza, l'uomo crea nuove cause oppure fuoriescono colpe dell'anima, dato che egli entra in campi di vibrazione che permettono a queste colpe di manifestarsi sotto forma di effetti.

In ogni cellula del corpo si trovano il conscio, il subconscio e la coscienza spirituale. Se il sistema nervoso, che è il piano di risonanza del corpo, si contrae ed è quindi disarmonico, l'eterna forza vitale può alimentare le cellule solo in minima misura. Di conseguenza, sia nel conscio sia nel subconscio delle cellule penetrano, sotto forma di vibrazioni, forze contrarie che paralizzano l'attività dell'insieme delle cellule. Da ciò risultano nuovamente malattie, disturbi e le disgrazie che si manifestano e divengono attive in molti modi diversi.

Quindi, il sistema nervoso registra ogni attimo le sensazioni, i pensieri, le parole e le azioni dell'uomo, come pure le risonanze che provengono dall'ambiente circostante, sia le vibrazioni positive sia quelle negative. Se l'uomo è orientato verso la materia, egli assorbirà da essa le diverse vibrazioni negative e ne verrà contagiato. Da ciò risulta un'ulteriore tensione del sistema nervoso, che può dare origine ad altri disturbi, malattie o disgrazie.

Il rapporto equilibrato delle forze tra i regni animale, vegetale e minerale, ossia l'equilibrio ecologico, è di importanza vitale per l'uomo

Se non esiste un rapporto sano ed equilibrato tra uomo, animali, piante e anche minerali, l'uomo, con il passare del tempo, non è in grado di sopravvivere, poiché egli è collegato al rapporto delle forze tra i regni animale, vegetale e minerale.

Le essenze vitali degli animali, piante e minerali sono forze cosmiche che sono in armonia, nell'unità con le forze dell'infinito. Se l'uomo agisce contro il mondo animale e vegetale e contro il regno minerale, egli opera contro la Legge dell'unità, dell'armonia.

Chi agisce contro la Legge universale dell'armonia si separa dalla corrente diretta, da Dio, dalla vita.

La vita è Dio e Dio è unità.

Chi agisce contro la Legge universale dell'unità consuma sempre più le proprie forze fisiche, che cerca a fatica di conservare con cibi e prodotti stimolanti. Da ciò derivano sofferenza, malattie, pene e disgrazie. Una conseguenza è, anche in questo caso, che i mondi animale e vegetale si estinguono a poco a poco e l'uomo, infine, ritorna all'età della pietra, nella quale deve vivere di stenti.

Ciò che l'uomo distrugge volutamente, con il passare del tempo si estingue nell'esteriore. Gli animali che portano un determinato potenziale di forze che contribuisce all'equilibrio ecologico si riducono sempre più. Le piante medicinali, che con la loro irradiazione contribuiscono alla guarigione dell'uomo e degli animali e a sanare tutta l'atmosfera, sono contaminate da radiazioni atomiche e si estinguono. Per ora rimangono quindi le pietre. Ma che cosa ne può fare l'uomo? Ben poco.

Ciò significa che, nel corso dei tempi – dopo il Regno della Pace – il genere umano si estinguerà e la Terra sarà successivamente sottoposta a eruzioni ed espansioni. In seguito, evolvendosi, essa si trasformerà in sostanza sottile.

Questa è solo una breve visione di ciò che avverrà nei prossimi millenni. La profezia che Io do in questo libro va oltre il Regno della Pace sulla Terra.

Dio ha dato a ogni animale un determinato compito che contribuisce al benessere di tutte le forme di vita. Ogni animale creato da Dio ha un compito positivo nel piano della creazione.

I piccoli e microscopici animali che vivono nel terreno vengono chiamati spazzini naturali della Terra. Essi fanno prendere aria al terreno, alle zolle, e lo preparano a ricevere le particelle del sole e della luna. Anche i fertili raggi di Venere, di Marte, Mercurio, Saturno e degli altri pianeti che lo Spirito universale, Dio, ha inserito nel sistema terrestre, possono poi adempiere il loro compito positivo nella Terra e sulla Terra: attraverso le forze elementari, che sono fuoco, acqua, terra e aria, essi stimolano la crescita delle piante e dei minerali, contribuendo così al mantenimento dell'equilibrio ecologico.

Se il rapporto tra queste componenti è alterato, l'equilibrio ecologico non si trova nell'armonia universale. Di conseguenza, l'uomo entra in disarmonia e gli effetti delle cause citate si manifestano sotto forma di malattie di diverso tipo.

Anche l'inquinamento dell'acqua, che è la fonte vitale del corpo umano, è causa di malattie

In una goccia d'acqua si trovano innumerevoli esseri viventi. Anche questa forza vitale dà il proprio contributo all'equilibrio della vita in tutto il sistema solare. Queste innumerevoli forme di vita che si trovano nella goccia d'acqua non contribuiscono solamente a ripulire i fiumi, laghi e mari, ma anche l'intero organismo terrestre. Anche l'organismo dell'uomo, il corpo umano, viene purificato dall'acqua, che contiene innumerevoli animali microscopici previsti per questo scopo. Io chiamo queste forme di vita spazzini naturali del corpo fisico.

Il rapporto dell'uomo nei confronti della natura e dell'acqua, che è fonte di vita, è alterato. L'acqua della Terra non è prevista solo per la pulizia e l'irrigazione del terreno, ma anche del corpo umano, delle cellule, del sangue e degli organi. Gli innumerevoli esseri che vivono nell'acqua, i microbi, contribuiscono a ripulire e a disintossicare l'intestino dell'uomo e quello degli animali, ristabilendo la flora intestinale. L'acqua salubre è destinata a tutti gli elementi del corpo.

L'uomo è costituito prevalentemente di acqua e dipende dalla Terra e dalle sue fonti, dall'acqua. Se queste fonti sono inquinate, l'acqua non è più in grado di donare all'uomo sostanze sane e ricostituenti ed egli si ammala. Se gli animali microscopici che vivono nell'acqua, i microbi, sono stati distrutti da sostanze chimiche, dalla contaminazione atomica e altre cose del genere, l'acqua diviene un liquido privo di vita, che può servire all'uomo per la sua pulizia esteriore, ma non più per ricostituire, rinforzare e vivificare gli organi.

Esistono quindi diversi tipi di cause che provocano disturbi, malattie e disgrazie.

*Quale essere cosmico,
l'uomo fa parte dell'unità divina.
Ciò che egli infligge alle altre
forme di vita, lo infligge a se stesso*

In rapporto all'infinito, il corpo umano esiste solo per uno o per alcuni attimi. L'anima, invece, il corpo eterico, che dimora nell'involucro costituito dall'uomo, possiede la vita eterna.

Nel proprio corpo umano, l'anima ha il compito di purificarsi e di nobilitarsi, di apprendere le sacre Leggi, per poi applicarle su se stessa, l'anima, e sul corpo, in modo da poter vivere sulla Terra in modo retto e conforme alla Legge.

Fino a che l'uomo non vive in pace con il suo prossimo non è nemmeno in unità con il regno della natura, e di conseguenza non è neppure in unità con Dio, poiché Dio è il Tutto in tutto.

Chi non vive in unità con Dio si trova nella legge di causa ed effetto, nella legge causale. Chi vive in questa legge continuerà a creare nuove cause, fino a che si risveglierà nello Spirito e seguirà le Leggi della pace, dell'armonia e dell'amore. Gli effetti che si manifestano a seguito delle cause poste dall'uomo sono, come già rivelato, malattie, disgrazie, pene e preoccupazioni. L'uomo continua a vivere in questo circolo vizioso fino a quando riconosce di essere una creatura cosmica che fa parte dell'unità divina, dello Spirito universale. Se l'uomo inizia poi a far crescere dentro di sé quest'unità cosmica, riconoscendo l'essenza della vita, lo Spirito, e ad affermarla, realizzando le Leggi, egli guarirà e, attraverso di lui, risaneranno anche la terra, i fiumi, i laghi e i mari.

La legge causale dice: ciò che tu hai fatto al più piccolo dei tuoi fratelli, lo hai fatto a Me, lo Spirito nell'anima e nell'uomo. In senso lato, ciò significa che lo hai fatto a te stesso, poiché ti allontani dallo Spirito della vita, che è la vita, dall'uomo, che è il tuo prossimo, dagli animali e dalle piante, che sono il tuo secondo prossimo, e dalla Terra con tutte le sue forme di vita. Da ciò possono conseguire solo malattie, preoccupazioni e pene.

Vivi consapevolmente la tua vita!
Controllando i tuoi pensieri,
riconosci in tempo le cause, prima che si manifestino sotto forma di effetti!

Desidero ora spiegare ancora una volta ai Miei figli umani le cause da cui hanno origine tutte le malattie.

L'uomo raccoglierà le cause che semina, a meno che non se ne penta in tempo, quando sono ancora attive nel conscio oppure come ricordi nel subconscio, oppure quando affiorano in superficie e divengono attive sotto forma di pensieri che non corrispondono alla Mia eterna Legge.

Per riconoscere in tempo le cause che sono state appena poste è necessario controllare i sentimenti, i pensieri, le parole e le opere.

Ogni pensiero, sia esso positivo o negativo, mira a divenire attivo. Ogni pensiero è energia e si cerca un canale attraverso il quale può esprimere ciò che esso racchiude in sé. Quanto più spesso un pensiero viene ripetuto, tanto più intenso sarà il suo effetto.

I pensieri, le parole e le opere sono semi che cadono nell'aura, nell'uomo e poi nell'anima. Se non vengono riconosciuti in tempo, cominciano a germogliare e a portare frutti che corrispondono alla loro specie.

Se non vengono riconosciuti in tempo, vanno dove agiscono grandi campi energetici che hanno la stessa o un'irradiazione simile a quella del pensiero di chi lo ha inviato. Quindi, essi passano nel "regno dei pensieri", da dove richiamano altri pensieri simili; essi si affratellano, formano un complesso di energia e ritornano poi da chi ha inviato il pensiero, lo influenzano e cercano di provocare proprio ciò che egli eventualmente temeva.

Quanto più forte è questo complesso energetico che ritorna su di lui, tanto più intenso è il suo influsso sull'uomo e sull'anima. Quando arriva all'uomo, il complesso energetico trova rispondenze o ricordi nel campo dell'anima, poiché i pensieri che sono stati inviati corrispondono ai ricordi oppure alle rispondenze di chi li ha emessi. Il complesso energetico si ripercuote anche sull'anima, dove può risvegliare e far divenire attivi altri ricordi e rispondenze.

I ricordi che vengono risvegliati possono anche essere di tipo positivo: per esempio, quando si risveglia un ricordo di qualcosa che abbiamo vissuto o di una sofferenza che abbiamo superato, possiamo aiutare un'altra persona che al momento sta attraversando le stesse cose. Tutto l'infinito si basa sul servire altruisticamente, poiché Dio è amore. Perciò, l'aiuto altruistico può manifestarsi in molti modi. Chi chiede aiuto riceverà aiuto.

Anche gli animali e addirittura le piante possono emettere sensazioni con le quali essi chiedono aiuto all'uomo. Coloro che hanno un collegamento positivo con i regni della natura, verranno eventualmente attirati dalle ondate di sensazioni di un animale che sta soffrendo o di una pianta o gruppi di alberi maltrattati che chiedono aiuto. Infatti, lo Spirito opera al di sopra di ogni cosa e in ogni cosa. Anche gli angeli custodi, che sono stati messi a fianco dell'uomo per sostenerlo e aiutarlo, sono al suo servizio, lo aiutano e lo guidano; anche gli esseri naturali operano in tal senso a modo loro.

Tutto è vibrazione.

Le vibrazioni simili cercano di comunicare tra loro, quelle diverse si respingono. Questa è la Legge spirituale dell'attrazione e repulsione.

I ricordi, tuttavia, possono anche divenire nuovamente rispondenze. I ricordi che erano un tempo colpe che sono state espiate, e quindi scontate, e che richiamano nell'uomo aspetti ed eventi senza suscitare emozioni possono ugualmente divenire di nuovo rispondenze se l'uomo si lascia andare alle ondate di pensieri contrari alla Legge e vive in modo incontrollato.

Le ondate di pensieri negativi toccano inizialmente in modo superficiale i ricordi ancora esistenti nell'uomo, ovvero ciò che è già stato espiato e scontato. Se l'uomo non è desto e inizia a riflettere su cose passate, egli dona di nuovo vita ai ricordi. Essi possono così divenire nuovamente rispondenze, in base al contenuto dei pensieri e alla loro intensità.

Ciò può avvenire nel seguente modo: l'uomo ricorda un evento e ci pensa a lungo. Fa rivivere nuovamente il passato e un piccolo aspetto negativo trova così accesso nel suo mondo di pensieri solitamente positivo. Si forma così uno stato passeggero di irritazione, ossia alcuni pensieri negativi. Questi vengono rafforzati dalle ondate di pensieri negativi che vibrano e creano le loro cause corrispondenti. In tal modo, da un ricordo si può formare una nuova rispondenza, una causa.

Con il passare del tempo, questa rispondenza dell'anima può divenire attiva anche nel corpo dell'interessato. Ciò può avvenire nel seguente modo: ripensando a queste cose, la vibrazione dell'uomo scende in zone in cui sono attivi agenti patogeni, che influiscono su di lui e provocano un disturbo, oppure provocano altre conseguenze o una malattia, a seconda della causa presente.

A causa del disturbo, per esempio, l'uomo non riesce ad andare a un appuntamento oppure lo dimentica e deve pagare molti soldi per questo oppure subire altre conseguenze. Dalla causa, che era un "pensiero incontrollato", che ha risvegliato un ricordo dal quale sono derivati altri pensieri incontrollati, si è quindi formata tutta una catena di effetti.

Una persona timorosa, per esempio, emette pensieri di preoccupazione, i quali provengono in parte da una rispondenza che si trova nell'anima. Sono colpe che inizialmente sono attive solo a intervalli di tempo e che si preparano a fuoriuscire. Questi pensieri imboccano la stessa via, come appena rivelato: essi si muovono verso grandi complessi energetici, dove richiamano forze simili. Si uniscono a esse e, dal regno dei pensieri, ritornano da chi li aveva emessi. A poco a poco, a seconda della frequenza con cui l'uomo ha pensato o pensa le stesse cose o cose simili, essi si annidano nella sua aura e agiscono dall'esterno verso l'interno, sia sull'uomo che sull'anima. Ciò che l'uomo temeva diviene così realtà.

Spesso nell'anima o nel subconscio si trova solo una piccola rispondenza, un campo di vibrazione che avrebbe potuto essere trasformato tramite un modo di pensare positivo, senza che l'uomo lo dovesse provare nel corpo. Tuttavia, dato che la persona interessata ha lasciato che i propri pensieri si susseguissero senza tregua nel proprio cervello, ora egli viene assillato da ciò che lui stesso ha rafforzato con i propri pensieri. La piccola rispondenza, che era una colpa minima oppure un evento che l'uomo aveva dimenticato da tempo e che si trovava nel subconscio, si rafforza e, dato che l'uomo ha continuato a pensarci in modo errato, porta i suoi effetti.

Se l'uomo pensa spesso a una malattia, se la teme, attira cose uguali o simili. Se continua a parlare della sua malattia o dei suoi disturbi, li rafforza nel suo corpo e anche nella sua anima.

Anche l'odio, l'invidia, l'inimicizia e i sentimenti di vendetta provocano malattie, sofferenze e disgrazie. La causa si trova sempre nelle sensazioni, nei pensieri, nelle parole e nelle azioni errate dell'uomo. Gli effetti si manifestano sul corpo o dentro di esso, oppure avviene una disgrazia nelle immediate vicinanze dell'interessato. La causa si trova quindi nel comportamento errato. L'uomo blocca le eterne forze armoniose, la Legge dell'amore e della pace.

Se in famiglia sussistono malattie, pene, preoccupazioni, problemi, liti, discordia, odio, invidia, inimicizia e disgrazie, ci sono sempre delle cause che ricadono di volta in volta sull'interessato. L'uomo deve così subire la causa sotto forma di effetto. Come già rivelato, essa si manifesta nell'uomo e su di esso oppure nel suo ambiente circostante.

Pertanto, ciò che l'uomo semina, lo raccoglierà, sia il positivo, il bene, sia il negativo, ciò che è contrario alla Legge, a meno che lo riconosca per tempo, se ne penta e lo sistemi.

Perciò, o uomo, vivi consapevolmente la tua vita!

Ogni giorno ti vuole dire ciò che dovresti sistemare oggi e di che cosa puoi gioire di cuore.

I tre aspetti di coscienza nel corpo: coscienza spirituale, conscio e subconscio. Ogni organo è vibrazione, colore e suono

Ad ogni azione segue una reazione.

L'azione avviene inizialmente nel cervello, a livello di sensazioni e pensieri. La reazione ha luogo nel sistema nervoso e poi nelle cellule, organi, muscoli, ghiandole e ormoni e quindi in tutto l'organismo. In seguito, le azioni e le reazioni che avvengono nel corpo si ripercuotono anche sull'anima.

I pensieri stimolano anche i sensi, i quali agiscono a loro volta sul sistema nervoso e sulla coscienza delle cellule e degli organi.

Ogni cellula è vita e, come rivelato, ha tre aspetti di coscienza: coscienza spirituale, subconscio e conscio. Ogni cellula fa parte di un insieme di cellule, il quale è dotato a sua volta di una coscienza spirituale, di un subconscio e di un conscio.

Se i gruppi di cellule si trovano in una vibrazione elevata, perché attraverso l'anima fluisce nel corpo molta forza spirituale, le energie negative vengono respinte. Essi si proteggono emettendo segnali corrispondenti; l'uomo desto li percepisce e ne tiene poi conto anche nel suo modo di pensare e di agire.

L'organismo è sempre lo specchio di ciò che un tempo l'uomo ha immesso nell'anima e nell'organismo con i propri pensieri e con il suo modo di pensare attuale.

Se l'uomo pensa e vive in modo positivo, i gruppi di cellule si orientano sulla vita superiore e assorbono le forze più elevate. Se invece sono invertiti in senso negativo, essi respingono le forze più elevate. Per questo è spesso necessaria una lunga preparazione del corpo e dell'anima, prima che le Mie forze di aiuto e di guarigione possano farsi varco.

Ogni organo è vibrazione che ha il suo specifico colore. La frequenza e l'irradiazione del colore indicano se l'organo è sano o malato.

La vibrazione e l'irradiazione del colore formano una nota. Quindi, ogni organo ha un propria nota. Questa nota, chiamata anche suono, corrisponde alle condizioni dell'organo. Tutto ciò che l'anima registra, sia ciò che è bello, buono, nobile e puro sia ciò che è brutto, negativo e oscuro, costituisce note, ossia suoni. Queste energie, che sono melodie, fluiscono nel corpo tramite i centri di coscienza situati nell'uomo, facendo così vibrare e risuonare gli organi.

Ogni uomo è, quindi, un "corpo sonoro", un'orchestra, in base alle proprie colpe, al suo modo di pensare, parlare e agire. Così come egli pensa, parla e agisce, così irradia e risuona e ciò determina tutto il suo comportamento. L'insieme dei suoi aspetti esteriori è espressione delle sue colpe e della "melodia dei suoi pensieri".

Tutto l'universo è suono, è melodia, è colore e forma, poiché anche le forme di sostanza sottile sono "effetti di irradiazione", dato che sono corpi spirituali e permeabili alle irradiazioni.

Quando un organo è ammalato, esso emette dissonanze sotto forma di colori e note. Queste dissonanze partono dal conscio e dal subconscio dell'organo.

Fino a che il conscio e il subconscio di un organo sono incolpati ed emettono segnali di malattia, l'essenza spirituale dell'organo non può divenire totalmente attiva. Di conseguenza lo Spirito, il Medico e Guaritore Interiore, non può agire pienamente per donare forza vitale e salute all'anima e all'uomo. In base alla propria colpa, al proprio colore e suono, i due aspetti di coscienza, ossia il conscio e il subconscio delle cellule, dominano e bloccano l'aiuto che potrebbe essere dato dallo Spirito tramite la coscienza spirituale della cellula.

Terapia globale –
Il medico in Vita Universale

Chi desidera ottenere la guarigione che proviene dall'anima, dallo Spirito – e quindi non pensa solo alla guarigione del proprio corpo, tralasciando le colpe nell'anima – dovrebbe cercare di cambiare il proprio modo di pensare: ai pensieri negativi, come quelli di odio, di invidia, di paura, di preoccupazione e di disperazione, dovrebbe contrapporre pensieri di pace, di speranza, di fiducia, di salute, di amicizia e di amore.

Egli può anche rigenerare il proprio corpo con l'aiuto di medici esperti che lavorano in base alle Leggi della vita. Per poter ottenere una guarigione profonda è importante che il medico calmi il sistema nervoso e abbia dei colloqui terapeutici con il paziente, nel corso dei quali quest'ultimo può riconoscere le proprie difficoltà e impegnarsi poi a superarle passo per passo. In tal modo, il conscio e il subconscio degli organi, e quindi delle cellule, si calmano; l'uomo entra a poco a poco in armonia, in modo che il corpo possa prepararsi all'autoguarigione tramite lo Spirito.

I medici in Vita Universale cercano di far rilassare i nervi del paziente. Essi hanno ricevuto istruzioni da Me, lo Spirito del Cristo, per tenere appositi colloqui terapeutici, in modo che il paziente possa riconoscere le condizioni della propria anima e sforzarsi di riconoscere i propri pensieri e i propri moti umani come cause della sofferenza.

I medici in Vita Universale cercano inoltre di aiutare la persona che desidera guarire a superare i pensieri che la disturbano e le tendenze e i moti che danneggiano il suo organismo. Cercano, inoltre, di dare un sostegno all'organismo in modo che l'uomo possa sviluppare forze positive e dare così il proprio contributo, affinché il suo organismo venga predisposto all'autoguarigione tramite lo Spirito.

Nel corso dei colloqui terapeutici e spirituali che portano all'autoconoscenza, tenuti con i medici, dagli strati del conscio e del subconscio si sciolgono le tensioni e le catene di pensieri, sempre che la persona che desidera guarire sia disposta ad accettare e a collaborare personalmente.

Se il paziente riconosce se stesso e rimette a Me ciò che ha riconosciuto, diverrà più calmo; troverà a poco a poco se stesso e l'armonia desiderata, la quale permette alla coscienza spirituale dell'organo sofferente di trasmettere più intensamente l'irradiazione che guarisce la sostanza materiale, sia all'organo che all'organismo sano.

Questa è la guarigione globale: l'anima si purifica dalle sue colpe e il corpo guarisce. Quindi, se la coscienza spirituale, il conscio e il subconscio delle cellule sono in armonia, può subentrare un alleviamento e la guarigione tramite Me, il Medico e Guaritore Interiore.

*Non si dovrebbe mai cercare
di ottenere a tutti i costi solamente
la guarigione del corpo.
La vera guarigione può avvenire
solamente tramite lo Spirito,
attraverso il sistema nervoso e la coscienza
spirituale di ogni cellula*

A causa dell'errato atteggiamento che l'uomo ha verso la vita, la forza vitale e spirituale nell'anima e nel corpo viene ridotta al punto che l'organismo ha solo poca energia vitale. Se il conscio e il subconscio delle cellule sono molto aggravati di colpe a livello di vibrazione, e vibrano quindi a una bassa frequenza, l'organo ammalato non può essere guarito dallo Spirito attraverso l'anima. I medicinali possono avere alcuni effetti benefici nel corpo, tuttavia non possono guarire l'anima.

Il fatto che l'uomo si occupi solamente del corpo e cerchi, con tutti i mezzi di cui dispone, di guarire il corpo a tutti i costi, non è conforme alla Legge. Chi cerca di ottenere a tutti i costi la guarigione con medicinali potrà solamente stordire la coscienza dell'organo interessato e reprimere la colpa dell'anima che stava fuoriuscendo, anche se gli sembra di aver ottenuto la guarigione, perché si sente meglio. La nuova causa che viene posta con un tale o simile comportamento produce i propri effetti; se non si manifesta più in questa incarnazione, ciò avverrà in una delle successive.

Il medico e il paziente non dovrebbero cercare di ottenere forzatamente una guarigione. Il medico dovrebbe piuttosto cercare di armonizzare e rinforzare il sistema nervoso e di dare un sostegno agli organi con medicinali naturali, affinché, tramite la coscienza spirituale dell'organo colpito, lo Spirito abbia la possibilità di far fluire più intensamente le forze di guarigione nell'organo e in altre parti del corpo.

Il medico in Vita Universale cerca, quindi, di portare tutto l'organismo a una vibrazione più elevata, affinché possano divenire attive le forze positive. Tuttavia, non vuole ottenere la guarigione solo con le sue forze.

Una guarigione senza effetti collaterali può avvenire solamente tramite lo Spirito. Perciò vale il seguente principio: è lo Spirito che guarisce mediante il sistema nervoso e la coscienza spirituale di ogni cellula. Una vera guarigione avviene solo tramite lo Spirito, Dio, tramite il sistema nervoso e la coscienza spirituale di ogni cellula.

L'uomo si armonizza e si orienta sulla guarigione che proviene dallo Spirito, Dio, con la preghiera, tramite pensieri positivi e che affermano la guarigione, con la meditazione e i movimenti armoniosi e anche con i colloqui terapeutici con i medici, con colloqui spirituali e dando un sostegno al corpo con medicinali naturali che vengono prescritti e controllati dal medico.

Non è nella Legge cercare di scoprire prematuramente le incarnazioni precedenti. La guarigione profonda tramite il Medico e Guaritore Interiore

Secondo le Mie eterne Leggi non è ammesso che medici e psicoterapeuti ignari, che non hanno mai studiato la Mia eterna Legge e che quindi non la conoscono, agiscano sugli strati più profondi del subconscio e sugli involucri dell'anima dei loro pazienti. Se, agendo in tal modo, vengono alla luce eventi che il paziente non è in grado di superare, sui quali egli continua a riflettere, che lo irritano e gli provocano rimorsi, tanto che egli non riesce più a integrarsi nel mondo, si creano cause non solo nel paziente, ma anche nel medico e nello psicoterapeuta ignari. Entrambi, quindi, sia il paziente che il terapeuta, hanno creato delle cause comuni.

Se, per esempio, con interventi di psicologia del profondo vengono portate alla luce incarnazioni precedenti e il paziente ne soffre, può anche subentrare una malattia. Lo psicologo del profondo ha richiamato prematuramente una causa che si trovava nell'anima, che è così divenuta attiva in un momento in cui il paziente non era ancora in grado di affrontarla.

In tal modo, il paziente e lo psicologo creano delle cause comuni che essi dovranno forse espiare insieme in una futura incarnazione, a seconda dell'intensità della causa. Il paziente si rende colpevole perché non dovrebbe scoprire ciò che è ancora celato, mentre lo psicologo non può intervenire in eventi inconsci che non sono ancora maturi per divenire attivi.

Spesso, questi eventi negativi celati nel subconscio si trasformano in forze positive, perché in questa vita l'uomo ha imparato a pensare e a vivere in modo positivo. I medici e i consulenti di vita che hanno un'istruzione spirituale sanno queste cose. Perciò, essi non intervengono negli strati più profondi del subconscio, ma cercano piuttosto di condurre il paziente all'autoconoscenza.

Questa è la differenza tra i medici e gli psicologi che non hanno conoscenze spirituali e i medici, gli psicologi e i consulenti di vita che hanno ricevuto istruzioni da Me e che hanno conoscenze spirituali. I medici e i consulenti di vita spirituali in Vita Universale sono stati e vengono istruiti da Me, lo Spirito del Cristo.

Chi si basa sullo Spirito e apprende e applica la Mia Legge riceve anche la guarigione tramite lo Spirito. Chi, invece, si basa solo sulla carne può eventualmente ottenere sollievo o guarigione, tuttavia solo per poco tempo, perché ogni malattia racchiude in sé una causa profonda; ciò significa che la malattia non si trova solo nel corpo, ma spesso ancora nell'anima. Quindi, chi si basa sullo Spirito raggiunge una guarigione profonda, che non può essere ottenuta con una terapia psichica come viene applicata nel mondo; questa terapia è comunque contraria alla

Legge, poiché, come già rivelato, può richiamare eventi che il paziente non riesce a sopportare.

E' giunto il tempo in cui, in molti casi, i medici del mondo non sanno più in che modo e con quali medicinali possono portare sollievo o guarigione al paziente. E' giunto il tempo in cui sono sempre più numerosi i medici che si rivolgono verso la dimensione invisibile, verso ciò che agisce al di là della materia. Molti sono alla ricerca e, prima o poi, non troveranno più alcuna via d'uscita, se non quella di costruire sullo Spirito, che è il Medico e Guaritore Interiore dell'anima e dell'uomo.

La collaborazione tra Me, lo Spirito universale, e i medici che hanno conoscenze divine e le realizzano costituirà la condizione ideale dei prossimi tempi. Infatti, nel mondo inquinato, in molti casi l'unico aiuto per gli uomini malati potrà essere dato solo dallo Spirito. Quindi, nei prossimi tempi gli uomini si rivolgeranno più al Medico e Guaritore Interiore che non a un medico che si limita a prescrivere prodotti farmaceutici.

Consigli per chi desidera guarire: pensare e pregare in modo retto – Ginnastica armoniosa – Richiamo degli organi – Guarigione cristica di fede – Meditazioni che portano nel silenzio – Alimentazione conforme alla Legge – Ritmo fisico armonioso – Parlare in modo controllato

I primi passi da compiere per chi desidera guarire sono:

riconosci che vivi in eterno.

Riconosci che non è solo il tuo corpo ad essere colpito dalla malattia, ma che è soprattutto la tua anima a essere adombrata, ossia incolpata, e che questa irradiazione negativa si irradia nel corpo fisico, nel tuo corpo, provocando la malattia.

Se sei cosciente di tutto ciò, comincia a pregare in modo retto. Prega rivolgendoti a Colui che ti ha contemplato e creato, lo Spirito universale, Dio, tuo Padre celeste, che opera tramite Me, il Cristo, tuo Redentore. Prega in modo concentrato. Cerca di far tacere tutti i pensieri umani e prega rivolgendoti al tuo interiore. Fai penetrare la preghiera nel corpo e nella tua anima.

Impegnati a mettere in pratica le tue preghiere sempre in modo nuovo, ossia a vivere in modo conforme alle tue preghiere.

Impegnati a peccare sempre meno.

Impegnati a non denigrare più il tuo prossimo, a non pensare e a non parlare più in modo negativo di lui. Trova gli aspetti buoni e altruistici dentro di lui. Parlane e gioisci di questi aspetti. In questo modo in te si risveglieranno purezza, calma interiore e una pace profonda.

A poco a poco il tuo atteggiamento negativo scompare, per far posto a pensieri positivi, costruttivi e vivificanti di pace, armonia, felicità, amore, salute, fiducia, speranza e forza.

Affinché possa avvenire una tale trasformazione, da un modo di pensare contrario alla Legge a un modo di pensare e di vivere positivo e costruttivo, non è solo il medico che deve fare la propria parte, ma anche il paziente. Chi desidera la guarigione deve essere disposto a rivolgere il mondo dei propri pensieri verso il positivo, cambiando in tal modo la propria vita. In tal modo, il paziente e il medico fanno sì che Io, il Medico e Guaritore Interiore, possa agire più intensamente.

O uomo, quando preghi metti a tacere le tue sensazioni e i tuoi pensieri umani. Sii completamente concentrato sulla preghiera, poiché la vera preghiera è un dialogo con Dio, tuo Signore.

Anche esercizi fisici armoniosi ed equilibrati e il richiamo degli organi, uniti a una guarigione cristica, ossia a una guarigione di fede e a una meditazione per calmarsi, ti possono aiutare a trovare l'armonia necessaria, affinché Io, la Vita universale, possa guarire il tuo organo indebolito e tutto il tuo corpo tramite la coscienza spirituale.

Nelle cliniche cristiche, nelle "Case della Salute", Io opererò tramite canali purificati. Insegnerò ai Miei figli che desiderano guarire degli esercizi fisici armoniosi che sintonizzano il corpo con il ritmo universale. Essi saranno seguiti dal richiamo degli organi, che Io ho rivelato, con il quale l'anima e il corpo vengono preparati a ricevere la Mia forza di guarigione. Chiunque desidera la guarigione e si trova in una "Casa della Salute" vi può partecipare. Chi è in grado di comprenderlo, lo comprenda.

Una volta raggiunta l'armonia desiderata, grazie agli esercizi fisici armoniosi ed equilibrati, al richiamo degli organi, alla guarigione cristica e alle meditazioni di rilassamento, chi desidera la guarigione dovrebbe cercare di restare in armonia, in modo da non interrompere la corrente di guarigione. Ciò significa che dovrebbe pensare sempre meno a se stesso e alla sua malattia, e favorire invece di più le forze positive e altruistiche, che il malato in cerca di guarigione riceve in modo particolare con il richiamo degli organi.

In questo ritmo cosmico ed equilibrato dell'anima e del corpo, l'uomo che si trova ora in armonia assumerà consapevolmente anche il cibo. In seguito all'armonizzazione dell'anima e del corpo, chi desidera guarire ridurrà anche le sostanze nocive che ha consumato fino a quel momento, come per esempio una quantità eccessiva di carne, la nicotina e gli alcolici e se ne staccherà, man mano che eleva la propria vibrazione spirituale. Assumerà più cibi conformi alla Legge, che ci vengono donati in abbondanza dalla Terra.

Nutrendosi in modo consapevole, ovvero se l'uomo considera e assume il cibo come un dono di Dio, anche il potenziale spirituale del cibo si intensificherà. La persona orientata in modo consapevole riceverà così anche queste forze spirituali che rinforzeranno ulteriormente l'anima e il corpo.

L'armonia universale, Dio, guarisce. Dio è eterna armonia.

Per entrare nel ritmo dell'armonia universale, della coscienza universale, l'uomo dovrebbe fare attenzione al proprio ritmo fisico.

Chi desidera ottenere o mantenere la salute dovrebbe sforzarsi di compiere movimenti tranquilli ed equilibrati. Tuttavia, ciò è possibile solo se il passato è stato sistemato e l'uomo non viene più dominato dalle proprie aspirazioni, se le sue parole sono altruistiche e le sue azioni conformi alla volontà di Dio.

Solo allora l'uomo vivrà veramente. Egli vive consapevolmente la propria giornata e riesce anche a superarla. La calma interiore e l'armonia apportano concentrazione e una buona prestazione, aiutano a riconoscere in tempo le debolezze e gli errori e conferiscono allo stesso tempo la forza per superarli nel modo giusto. Grazie a questo atteggiamento spirituale, l'anima e l'uomo rimangono in un ritmo fisico elevato, che permette all'eterna forza di fluire più intensamente.

Controlla anche quello che dici, o uomo. Dì solo ciò che è essenziale; ciò che esprimi dovrebbe essere nobile, buono e altruistico, pervaso da comprensione, benevolenza, tolleranza e amore. In tal modo rimani nella calma interiore.

Parlare molto e inutilmente consuma le energie del corpo e la "batteria vitale dell'anima".

Pertanto, non pensare e non dire mai nulla di male sul tuo prossimo. Infatti, ciò che tu pensi e dici, sia in senso negativo che positivo, ricade di nuovo su di te.

Nel caso di malattie contagiose e del cancro, la causa è sempre da ricercare in un errato comportamento

Ripeto, perché è essenziale per l'anima e per l'uomo:

ciò che è positivo eleva la vibrazione dell'anima e del corpo. Tutte le negatività portano la vibrazione dell'anima e del corpo a un livello inferiore, in campi di vibrazione in cui sono attive vibrazioni di pensieri a bassa frequenza che cercano di influenzare l'uomo.

In questi campi di vibrazione a bassa frequenza agiscono anche virus e batteri nocivi. Essi possono essere assorbiti dall'uomo che è scivolato in questi campi di vibrazione. Anche i germi patogeni ancora incapsulati nell'uomo possono fuoriuscire e manifestare i propri effetti, se l'uomo trasforma il proprio corpo energetico a un basso livello a causa di pensieri negativi, odio, liti e invidia. Ogni malattia è una vibrazione negativa nel corpo.

Se una malattia è molto diffusa e si presenta quindi molto spesso, passa nel campo delle malattie infettive. Una malattia che si presenta sempre più spesso è un complesso di pensieri negativo trasformato a un livello inferiore. Ciò avviene nel modo seguente:

alcune persone continuano a pensare a una certa malattia, la temono e fanno sì che anche altri, che ascoltano i loro timori, accolgano ciò che essi pensano. A causa della paura di questa malattia, nell'atmosfera si forma un complesso di pensieri che vibra molto intensamente. Questo complesso energetico agisce sui virus e sui batteri nocivi, ne favorisce la moltiplicazione e apporta spesso una mutazione, cosicché essi possono eventualmente divenire germi patogeni che provocano il cancro. In tal modo, è possibile, per esempio, che il cancro, che è la piaga dell'umanità, venga trasmesso da determinati virus e batteri nocivi, e che sia pertanto contagioso.

Allo stesso tempo, questo complesso di pensieri continua ad agire sugli uomini che pensano allo stesso modo o in modo analogo. Di conseguenza, gli uomini vengono stimolati a pensare ancor più spesso e ancor più intensamente a ciò che ogni tanto li occupava. Anche in questo modo, la vibrazione del corpo umano viene portata a un livello inferiore e giunge in campi di vibrazione dai quali viene messo in moto ciò che l'uomo temeva.

La predisposizione in tal senso si trovava nell'anima. Tuttavia, essa non si sarebbe manifestata, se l'uomo avesse cambiato in tempo il mondo dei propri pensieri, passando dal negativo al positivo.

Questi complessi di pensiero si formano anche quando molte persone che pensano allo stesso modo riflettono, per esempio, sulla produzione di sostanze chimiche, esperimenti nucleari, sulla produzione di armi o di altre cose del genere. Da ciò l'uomo può riconoscere in quanti modi diversi possono agire le sue forze negative, provocando e mettendo in moto cose che il singolo non sarebbe mai in grado di comprendere con il proprio intelletto. Tutte queste forze negative che vengono proiettate nell'atmosfera provocano, a loro volta, una catena di comportamenti errati che portano, per esempio, all'inquinamento di laghi, fiumi e mari oppure dell'atmosfera e della Terra. A ciò si deve aggiungere anche la contaminazione atomica, come pure il risveglio di virus e batteri nocivi che si trasformano in germi che racchiudono in sé il pericolo di contagio per malattie che, fino a quel momento, non erano infettive come, per esempio, "la piaga dell'umanità".

Nel corso del tempo, l'insieme di tutti questi fattori provoca un inquinamento dell'atmosfera, delle acque e della Terra, dal quale si formano in seguito i virus.

Ripeto: anche la piaga dell'umanità, ovvero alcuni determinati tipi di cancro, sono divenuti contagiosi. Attraverso l'aria, questi virus giungono nel sangue e portano il loro effetto nel corpo in base alla loro intensità. In molti casi, ne derivano dei noduli che, se non vengono riconosciuti in tempo, si diffondono e colpiscono l'intero organismo, una cellula dopo l'altra.

Ciò che spesso si trovava nei geni solo come predisposizione è divenuto un virus o un batterio nocivo, a causa della forza dei pensieri e degli influssi ambientali. I geni, per esempio, possono racchiudere in sé la predisposizione a una grave polmonite. A causa del comportamento errato dell'interessato e di pensieri assillanti, inutili, pieni di odio e di invidia, questa predisposizione nei geni diviene attiva e si abbatte sul corpo. L'uomo si ammala di polmonite. Egli continua a tossire, è stanco e non si sente più in forma come era stato fino a quel momento. A causa della stanchezza, viene assillato ancor più da pensieri negativi, come per esempio pensieri di odio e di invidia. Egli continua a rimuginare sul passato e dimentica di sviluppare pensieri positivi.

L'uomo malato assume medicinali, tuttavia si ingarbuglia sempre più nei propri pensieri. Riprende sempre più spesso il passato, si arrabbia con i membri della famiglia, invidia, per esempio, il posto di lavoro del collega, litiga e combatte contro il prossimo. Così facendo, egli emette pensieri avvelenati. Ciò che emette ritorna su di lui. Tutte le negatività che ricadono su di lui fanno scendere sempre più la vibrazione della sua anima e del suo corpo. Con il suo livello di vibrazione, egli si avvicina così sempre più alle zone in cui si trovano i germi patogeni infettivi. Una volta giunto in questi campi si infetterà, cioè verrà contagiato. Così, per esempio, può assorbire in sé i virus che racchiudono, in potenza, la predisposizione per la malattia che è una piaga per molti uomini.

A causa di un modo errato di pensare, da una polmonite, che avrebbe potuto essere risolta in poco tempo, può aver origine la malattia del cancro, che viene chiamata la piaga dell'umanità. Anche la paura di una determinata malattia può provocare proprio la malattia che l'uomo teme, se esiste una predisposizione nei geni oppure nell'anima. La causa è sempre da ricercare nel comportamento errato. Le conseguenze possono esprimersi sotto forma di malattie, disturbi e disgrazie.

*Un modo di pensare
e di vivere positivo potenzia la forza
spirituale e può prevenire in tempo
molte cose*

Se non desideri creare nuove cause, per evitare ulteriori negatività come, per esempio, malattie e pene, impegnati a pensare e a vivere in modo positivo. Non pensare e non parlare mai male del tuo prossimo. Ciò che egli possiede, ciò che dice e fa riguarda solo tuo Padre nei cieli e il tuo prossimo, che è Suo figlio.

Puoi andare dal tuo prossimo e dargli spiegazioni, ma non devi condannarlo. Infatti, ciò che fai al più piccolo dei tuoi fratelli, lo hai fatto a Me. Se condanni il tuo prossimo e parli male di lui, riduci la forza spirituale che sono Io, la corrente di guarigione che fluisce in te.

Se hai parlato male del tuo prossimo o se gli hai fatto del male, chiedigli perdono. Se egli ti perdona, le eterne forze, che sono le sacre forze, si intensificheranno nuovamente in te.

Se hai ottenuto il perdono, non pensare più a quanto è accaduto.

Se il prossimo si è comportato in modo ingiusto con te, perdonalo.

Dopo averlo perdonato, metti da parte tutto ciò che ti ha occupato fino a quel momento, poiché hai perdonato.

Chi ha realizzato gli aspetti della Legge del chiedere perdono e del perdonare trova pace in sé e giunge alla libertà interiore, dischiudendo la grandezza del suo essere.

Chi è libero da odio, invidia, timore, da tutte le sensazioni e i pensieri privi di amore, può ottenere sollievo e guarigione nell'anima e nel corpo.

Se l'uomo ha un atteggiamento positivo nei confronti della vita, Io, lo Spirito, posso eliminare in tempo alcuni disturbi che stanno insorgendo.

Riconosci, quindi, la causa e l'origine della tua malattia e i suoi effetti su di te e sul tuo prossimo, in tutti i dettagli della tua stessa vita. La causa si trova solamente in te: ciò che tu percepisci, pensi e dici e il tuo modo di agire sono essenziali per la tua attuale vita terrena e per quelle future.

Duemila anni fa, le persone semplici e fiduciose poterono ottenere la guarigione; l'uomo della nostra epoca è esteriorizzato, disarmonico e pieno di dubbi

Oggi, nella cosiddetta epoca tecnologica caratterizzata dal frastuono e nella quale molti uomini conducono una vita rivolta verso i piaceri, il singolo ha più che mai bisogno di raccogliersi dentro di sé, ossia di meditare, per distaccarsi da questo mondo chiassoso e dalla lotta concorrenziale.

Quasi duemila anni fa, quando Io ero in veste umana sulla Terra, c'erano solo poveri e ricchi. Non esisteva ancora la tecnica e i rumori erano ancora sopportabili. L'uomo semplice e povero viveva ancora in stretto contatto con la natura e con le sue forze.

I poveri non erano in lotta per arricchirsi a tutti i costi e con ogni mezzo, poiché sembrava loro impossibile diventare ricchi. Solo nelle epoche seguenti, e in particolar modo nel periodo della tecnica, si formò il ceto medio e la società si suddivise in tre categorie: le persone povere, il ceto medio e i ricchi. Ora, in seguito allo sviluppo della tecnica, anche il ceto medio ha la possibilità di arricchirsi. Questa meta ha implicato la corsa e la caccia ai beni materiali. Il ricco accumula più che mai, mentre il ceto medio aspira a divenire ricco. I poveri non hanno alcuna possibilità di divenire ricchi. Perciò, in molti casi, si accontentano di quello che hanno. Se non aspirano a raggiungere le condizioni del ceto medio, vivono in modo più modesto e, in base alla maturità della loro anima, sono rivolti verso ideali e valori superiori.

Quasi duemila anni fa, i poveri vivevano ancora in modo più modesto e tranquillo, poiché non esisteva ancora la tecnica con i suoi suoni assordanti e disarmonici. Dato che non esisteva il ceto medio con cui paragonarsi, i poveri non erano così assillati dal desiderio di benessere e di ricchezze. Per questo, anche il sistema nervoso del singolo era più rilassato di quello dell'uomo dell'epoca odierna. Di conseguenza, le forze spirituali potevano scorrere più intensamente in molti uomini e quindi avvenivano anche più guarigioni tramite lo Spirito del Padre Mio.

Nell'epoca in cui avvennero le grandi guarigioni tramite lo Spirito di Mio Padre, Io stesso, il Figlio di Dio, ero incarnato e vivevo nella coscienza elevata della Forza Primordiale, ossia ero tutt'uno con il Padre Mio nei cieli. Il Mio mandato divino contemplava anche di mostrare cosa può avvenire tramite lo Spirito. Raramente i ricchi guarirono tramite lo Spirito, Dio, ma ciò avvenne piuttosto con i poveri, che affermavano il Divino con fiducia e speranza. Nella loro semplicità, essi accettavano ciò che veniva loro donato, come appunto la forza di guarigione per l'anima e per il corpo. Essi ricevettero la salvezza e la guarigione tramite lo Spirito in Me, Gesù.

L'uomo dell'epoca attuale, invece, è molto esteriorizzato. Egli dubita, pone domande e spesso è molto oppresso e in disarmonia e ciò gli impedisce di mettere in pratica rapidamente le Leggi della pace e dell'amore. Egli parla molto e si fa mille pensieri, invece di affidarsi con fiducia a C o l u i che conosce ogni cosa, che è la salute e la forza.

In un corpo sano, fresco ed elastico dimora anche un'anima luminosa

Chi realizza le Leggi eterne e universali e le leggi naturali avrà un corpo che rimane giovane ed elastico anche in età terrena avanzata. E' l'uomo cosmico, che ha al proprio servizio le forze dell'universo.

Gli uomini che vivono consapevolmente con la natura e che orientano tutte le proprie aspirazioni sul Divino hanno un animo nobile. In modo corrispondente si dischiude anche la loro coscienza. Un portamento eretto dell'uomo, un modo di camminare elastico e giovanile testimoniano spesso che si tratta di un uomo dello Spirito.

Se il comportamento dell'uomo nei confronti dei suoi simili e della natura è positivo, se sente che tutto ciò che vive fa parte della sua vita, se apprezza e rispetta ogni creatura e la natura, anche il suo animo sarà nobile e buono.

Un uomo dello Spirito viene anche pervaso più intensamente dallo Spirito, Dio. Di conseguenza, egli assume un ritmo fisico e una respirazione equilibrati, e l'aria può essere scomposta nel corpo nelle sostanze necessarie per l'organismo. Inoltre, il sangue, i vasi sanguigni e quelli linfatici, i muscoli, gli organi, le ghiandole e gli ormoni vengono vivificati a sufficienza con sostanze sane. In tal modo diminuiscono la stanchezza e la debolezza e l'uomo diviene più gioioso.

La natura vuole essere amica dell'uomo.

Chi osserva le leggi della natura e si intrattiene consapevolmente il più spesso possibile nella natura alimenterà il proprio corpo con l'ossigeno, che rinforza e vivifica. Le forze spirituali fluiranno sempre più in lui, edificando l'anima e il corpo e mantenendoli sani.

Il corpo umano è composto in modo analogo alla Terra e per questo è un "corpo naturale". Di conseguenza, ha bisogno delle sostanze prodotte dalla natura.

Se l'atteggiamento dell'uomo è nobile e puro, se i suoi pensieri corrispondono all'Ordine divino, ed egli è quindi altruista, egli agirà in modo altruistico anche nei confronti dei regni della natura e degli elementi della Terra.

Se il singolo vive in unità con tutti gli uomini, vive anche in unità con la natura. In tal modo, egli condurrà una vita sana, pacifica, felice e giovanile fino a età avanzata.

L'uomo dipende sia dall'aria sia dal cibo. Se l'uomo non ha un'aria salubre e ricca di ossigeno, si ammalerà, anche se segue eventualmente un'alimentazione buona e naturale.

Affinché l'uomo resti sano o guarisca è necessario che tutte le forze operino in modo giusto in lui: egli ha bisogno di aria salubre, di una giusta alimentazione, di sole e di pioggia. Ha bisogno della terra che produce le sostanze che lo nutrono e di acqua pulita che rinfreschi la struttura cellulare e vivifichi tutto l'organismo.

Chi altera il decorso armonioso delle forze cosmiche in se stesso o sulla Terra e dentro di essa avrà, a sua volta, disturbi. Dovrà sopportare malattie, sofferenze e preoccupazioni fino a che sarà tutt'uno con la vita cosmica.

Chi provoca sofferenze a uomini o alla natura ne dovrà soffrire lui stesso. Questa è la legge di semina e raccolta.

L'ossigeno è vita.
Il corpo naturale dell'uomo ha bisogno di aria fresca, di movimento, di cambiare ambiente e di una giusta alimentazione

La guarigione che avviene tramite il sistema nervoso è un aspetto fondamentale che Io desidero spiegare a tutti gli uomini.

Se il sistema nervoso è scosso, per qualsiasi causa, si presenteranno malattie che colpiscono gli organi che sono già indeboliti.

L'ossigeno naturale e l'aria pura contribuiscono in modo notevole a rilassare e a disintossicare i nervi.

L'aria sana e ricca di ossigeno contiene particole vivificanti che vengono assorbite dal corpo non solo attraverso la respirazione, ma anche tramite le cellule della pelle. L'aria ricca di ossigeno aiuta l'uomo a sentirsi più leggero ed eleva addirittura la vibrazione del corpo. Una passeggiata armoniosa, nella quale si assorbe con calma l'aria ricca di ossigeno, senza respirare in modo affrettato, contribuisce addirittura ad allontanare i pensieri opprimenti di malattie e preoccupazioni.

Se le cellule ricevono aria fresca a sufficienza dalla natura, in alcuni casi il conscio e il subconscio dei gruppi di cellule si placano. L'uomo si distanzia dal suo modo di pensare abituale e dai suoi problemi. In tal modo, tutto l'insieme delle cellule si rigenera. Se i due aspetti materiali delle cellule, ossia il conscio e il subconscio, si placano, Io, la forza spirituale, lo Spirito, il Medico e Guaritore Interiore, posso agire più intensamente sia nell'anima sia nel corpo. Per questo, spesso è consigliabile cambiare ambiente.

L'uomo è un "corpo naturale" e, come tale, dovrebbe anche vivere con la natura. Molti uomini chiudono porte e finestre, riscaldano in modo eccessivo i propri ambienti e non vi fanno entrare l'ossigeno salutare con le particelle vivificanti.

Io, il Medico e Guaritore Interiore, vi consiglio: lasciate entrare l'aria nei vostri locali, sia di giorno sia di notte. Aprite porte e finestre il più spesso possibile, lasciate entrare le forze della natura e inspiratele consapevolmente e in modo armonioso.

Anche la scelta dell'abbigliamento dovrebbe essere accurata; l'uomo dovrebbe vestirsi in modo conforme alla stagione, né troppo caldo né troppo leggero, a seconda del tempo.

Inoltre, vi consiglio di aprire le finestre di notte, qualsiasi cosa il tempo prometta. Anche la pioggia, il vento e il freddo donano forze in molti modi. In questo modo il corpo dell'uomo riceve molto ossigeno e anche le cellule si vivificano e si rinnovano.

Coprite il corpo in base al tempo e alla stagione con un abbigliamento adeguato, che non sia troppo pesante. Indossate anche di notte un abbigliamento adeguato. Se fa freddo, sarebbe bene coprire il capo con un panno di lana.

Se vi è possibile pernottare all'aperto nelle giornate calde in primavera e in estate, lo dovreste fare. Anche la natura, che dona forze per la vita dell'uomo, allevia e guarisce le malattie, poiché Io, lo Spirito, Sono in ogni cosa.

Chi dorme all'aperto nelle giornate calde primaverili ed estive si pone allo stesso tempo nella fonte di salute della vita. Se hai la possibilità di riposare o dormire sotto delle conifere, che sono grandi portatrici di ossigeno, il tuo corpo si potrà ben presto rinvigorire; ciò avviene se l'uomo collabora con un atteggiamento positivo nei confronti della vita, armonizzando in tal modo il proprio sistema nervoso. Infatti, l'eterno Spirito guarisce il corpo fisico attraverso i nervi.

L'armonia apporta salute e tu la puoi ricevere vivendo in modo altruistico e armonioso.

Le persone che soffrono di disturbi nervosi o di una cosiddetta malattia inguaribile o di sintomi di paralisi dovrebbero arricchire il proprio corpo di ossigeno naturale, facendo passeggiate nel bosco o riposando in luoghi tranquilli di questo genere, come per esempio sotto degli abeti.

Per la guarigione globale dell'anima e del corpo è anche consigliabile trascorrere di tanto in tanto un soggiorno in luoghi boschivi. Anche in questo caso rivelo nuovamente: un cambiamento di ambiente e dei pensieri è di importanza vitale per la guarigione.

Se nel corpo si trova ossigeno salutare a sufficienza, anche i medicinali naturali somministrati all'uomo avranno un effetto più forte. Nel corpo, essi entrano in contatto con l'ossigeno vivificante, che li stimola ad agire più intensamente.

Le particelle portatrici di vita contenute nell'ossigeno portano persino il corpo umano a una vibrazione più elevata e tutto l'organismo diviene così più ricettivo per le forze positive.

L'azione combinata di pensieri e parole positivi ed edificanti, di colori, forme e suoni luminosi, di ossigeno e medicinali naturali stimola la coscienza spirituale degli organi ad agire in modo più intenso. I nervi si rilassano e l'eterna forza, la forza vitale e di guarigione, fluisce più intensamente nel corpo tramite l'anima. Come già detto, a tutti questi aspetti positivi si aggiunge un cambiamento di ambiente, il quale è importante per prendere distanza dalla vita quotidiana, da tutte le vibrazioni che, nel luogo in cui si vive, influenzano continuamente chi è in cerca di guarigione. A ciò si aggiunga anche un'alimentazione corretta scelta personalmente da chi cerca la guarigione, in base alla vibrazione del proprio corpo.

Chi desidera guarire entra in una vibrazione superiore cambiando ambiente, ossigenando il corpo, facendo movimento, con il richiamo degli organi, tramite i colori, le forme, i suoni e i profumi. Di conseguenza, gli organi sensoriali reagiscono in modo più sottile, segnalando le sostanze ricostituenti di cui il corpo ha bisogno, anche per quanto riguarda il cibo. Un ritmo del corpo armonioso ed equilibrato, ossia un corpo in armonia, comunica alla mente umana, tramite i sensi, i cibi di cui ha bisogno per restare sano o per guarire.

Tutto è vibrazione. Quindi, anche l'uomo non è altro che un complesso di vibrazioni costituito dai suoi sentimenti e dal suo modo di pensare. Se egli cambia la propria vibrazione, anche i suoi sensi reagiscono in modo corrispondente.

L'uomo è un corpo di sentimenti e pensieri e, se si trova in armonia, percepisce esattamente di quale e quanto cibo ha bisogno oppure quali cibi gli mancano o non riesce a digerire. Chi desidera guarire non dovrebbe scegliere cibi che non gradisce o che sente di non digerire. In base alle proprie sensazioni e alla capacità di percepire del corpo, che avviene tramite i sensi, dovrebbe dare all'organismo il cibo che il suo corpo desidera in quel momento e che gli comunica con i suoi segnali. Anche in questo caso si eviti comunque ogni forma di fanatismo.

Nelle cliniche cristiche, le "Case della Salute", chi desidera guarire dovrebbe avere la possibilità di prepararsi da sé un piccolo menu oltre al pasto comune, quando il mondo delle sue sensazioni e dei suoi sensi non corrisponde al menu comune. Un corpo armonioso segnala tramite i sentimenti e le sensazioni, ma anche per mezzo della percezione dei sensi, il cibo di cui ha bisogno e le sostanze che le cellule richiedono per rafforzarsi e ristabilirsi.

Come già detto, il corpo umano è un corpo che ha bisogno di movimento. Per questo, l'uomo dovrebbe muoversi il più spesso possibile all'aria aperta. I movimenti affrettati e le marce forzate non sono benefici, ma provocano dissonanze nel corpo. Come già rivelato, si dovrebbe evitare di esporsi a lungo ai raggi solari forti, soprattutto nei mesi estivi caldi. Le passeggiate in zone boschive o ricche d'acqua, per esempio lungo la costa del mare, favoriscono l'assorbimento di particelle solari e di ossigeno sia tramite la respirazione sia attraverso la pelle, stimolando tutto il corpo a guarire. Anche un lavoro equilibrato nei campi e in giardino preparano il corpo ad assumere ossigeno e lo portano a una vibrazione elevata.

L'ossigeno è vita. Tuttavia, anche l'ossigeno può divenire attivo nel corpo solo se, come già rivelato, abbiamo cambiato il nostro atteggiamento nei confronti della vita: i pensieri negativi, inutili, ricolmi di odio e di invidia, dovrebbero essere sostituiti da pensieri consapevoli della propria meta, ricolmi di Dio, affermativi e altruisti.

Tutti questi aspetti, nel loro insieme, agiscono poi sull'anima e sul corpo, stimolandoli.

Se i gruppi di cellule non ricevono ossigeno a sufficienza, il cuore e i polmoni possono subire dei danni. Le coronarie si indeboliscono, si contraggono e si restringono. La circolazione rallenta e il cuore deve lavorare più intensamente.

Se l'uomo si trova costantemente in uno stato di agitazione e di stress, può derivarne un infarto cardiaco, dato che questa condizione provoca una respirazione breve e affrettata. Di conseguenza, anche le valvole cardiache possono essere compromesse e, attraverso il cuore, anche tutto l'organismo.

Secondo la Legge, chi non vive nella natura e con la natura indebolisce il proprio organismo.

Chi, invece, riconosce il proprio organismo come un corpo naturale vivrà anche in unità con la natura e affermerà le leggi naturali e le forze della natura, che apportano a loro volta guarigione e aiuto.

Non è sufficiente invocare: "Signore, aiutami!" e dubitare subito dopo dell'aiuto dello Spirito. Una fede salda in Me, l'eterno Spirito, e l'affermare con decisione le forze positive apportano un alleviamento della malattia e la guarigione che proviene dall'interiore.

Azione terapeutica dei medicinali naturali

Un buon medico sostiene il corpo con medicinali naturali e cerca di armonizzare il sistema nervoso. Egli sa che i medicinali naturali fortemente modificati, trasformati in prodotti farmaceutici, presentano effetti collaterali.

I medicinali naturali, come tali, a meno che non vengano somministrate potenze omeopatiche molto alte, sono più adatti per tutto l'organismo dei farmaci chimici.

Non appena l'uomo si renderà conto che tutto si basa su vibrazioni, riuscirà a comprendere in modo giusto le Mie rivelazioni.

In tutte le parti dell'organismo si possono presentare effetti collaterali. Se, per esempio, si assume senza riflettere un medicinale per sostenere l'organo digestivo, affinché i cibi possano essere digeriti più facilmente e più rapidamente, ciò può già provocare effetti collaterali; ciò significa che il medicinale può agire su tutt'altri organi, soprattutto se la vibrazione dell'organo digestivo non corrisponde ampiamente a quella del medicinale somministrato.

Ogni azione è seguita da una reazione, anche all'interno dei gruppi di cellule, quando un complesso di medicinali agisce solo sul conscio o sul subconscio di un gruppo di cellule. Da ciò possono derivare febbre alta, brividi oppure disturbi più gravi. Allo stesso modo possono anche essere provocati sintomi di avvelenamento o disturbi circolatori. Quindi, l'uomo dovrebbe sostenere con medicinali naturali il proprio organismo, i nervi e gli organi.

Un buon medico, che ha a cuore la guarigione dell'anima e del corpo dei suoi pazienti, comincia a preparare il corpo con potenze basse. In base allo sviluppo della malattia, egli le aumenta poi molto lentamente, rinunciando comunque a somministrare potenze molto elevate.

Il corpo è un organismo vivente e, tramite la centrale, ossia tramite il cervello, segnala ciò che gli fa bene o ciò che gli fa meno bene. Esso reagisce anche quando i medicinali o i cibi non corrispondono al suo potenziale di vibrazione. Chi vive più in contatto con lo Spirito, con la propria coscienza spirituale dischiusa, può riconoscere esattamente le reazioni del proprio corpo e sa anche che cosa deve fare.

In Vita Universale guiderò i medici naturali in modo che riescano a immedesimarsi nel mondo delle sensazioni dell'anima e del corpo di un paziente. Grazie a questa istruzione spirituale che trasmetto a coloro che rendono onore allo Spirito, il Medico e Guaritore Interiore, essi verranno preparati in modo che, grazie alla loro sensibilità più profonda, possano riconoscere il prossimo come è veramente e non come si mostra. Solo in questo modo può essere riconosciuta la causa di una malattia.

Ho rivelato che l'uomo dovrebbe iniziare con potenze basse. Le potenze del medicinale naturale dovrebbero essere simili a quelle dell'organo indebolito. Dovrebbero avere una vibrazione solo leggermente superiore a quella dell'organo indebolito.

Procedendo in questo modo, viene richiamato prima di tutto il conscio del gruppo di cellule interessate. Non appena il conscio si sarà placato e orientato in modo giusto, l'uomo si sentirà meglio, perché i dolori potranno eventualmente diminuire. A questo punto si può aumentare la potenza del medicinale naturale, che agisce così calmando ed edificando il subconscio dei gruppi di cellule.

Non appena il conscio e anche il subconscio del gruppo di cellule sono stati ampiamente armonizzati, la coscienza spirituale dei gruppi di cellule comincia ad agire più intensamente: tramite il nucleo centrale dell'anima, la coscienza spirituale del gruppo di cellule richiama così più forze vitali e di guarigione. In tal modo si mette in moto un decorso che corrisponde alla Legge: partendo dal nucleo centrale dell'anima, per mezzo di essa e tramite i centri di coscienza insiti nell'uomo, scorrono maggiori forze di guarigione nella coscienza spirituale delle cellule e nel subconscio e nel conscio del gruppo di cellule che è stato preparato in questo senso.

Ad ogni azione segue una reazione.
Il maltrattamento degli animali, la mancanza di amore verso le piante, la contaminazione di campi e boschi ricadranno sull'uomo, che ne è la causa

Ogni suono è costituito da più componenti. Un grido di paura o di gioia, per esempio, è composto da diverse sensazioni, moti, sentimenti e pensieri ed è quindi un complesso costituito da diverse componenti.

Ogni suono è un'azione, sia essa disarmonica o armoniosa, e ogni azione racchiude già in sé la reazione. Ciò significa che ogni suono ricade, come vibrazione, su chi lo ha emesso oppure sulle persone che si trovano nel campo di vibrazione che corrisponde a queste energie emesse. Esse ne vengono influenzate oppure vengono stimolate a pensare o ad agire in un certo modo, in base a ciò che emana la persona che si trova nello stesso rapporto di vibrazione del suono emesso.

Anche le ondate di sensazioni emesse dagli animali che vengono tormentati, maltrattati o uccisi crudelmente dall'uomo sono vibrazioni che rimangono nell'atmosfera e ricadono su coloro che tormentano e uccidono gli animali. Anche gli animali che si trovano nei macelli sentono che devono subire una morte violenta. Le loro sensazioni colme di paura e di tormento ricadono su chi ne è la causa.

Un gran numero di animali soffre in modo straziante, perché viene usato come cavia. Essi vengono allevati come se fossero oggetti privi di sensazioni.

Tutte queste e altre azioni analoghe provocheranno reazioni corrispondenti.

Anche il mondo delle piante ha una vita sensitiva e reagisce sia ai pensieri, alle parole, ai suoni e alle azioni positive sia a quelle negative. Chi tratta le piante, le erbe e i fiori, tutta la natura, con amore e comprensione riceverà da essa sostanze ricostituenti e di importanza vitale per il bene dell'anima e del corpo.

Chi, invece, agisce contro le leggi naturali, chi fa del male alla natura con prodotti chimici, chi strappa le piante e le getta via, chi abbatte alberi e cespugli nel pieno della linfa non assorbirà dalla natura le sostanze necessarie per il suo corpo.

Le piante reagiscono in modo molto sottile. Come rivelato, la loro vita sensitiva reagisce sia al positivo sia al negativo. Se l'uomo le tratta in modo conforme alla Legge, esse producono sostanze buone e ricostituenti. Al contrario, se l'uomo agisce contro i princìpi di vita dell'unità e dell'amore, esse producono anche sostanze nocive. La natura nel suo complesso, come gli animali, registra l'atteggiamento dell'uomo che passa attraverso i boschi, i campi e i prati o che lavora nei campi, nel bosco o in giardino.

Le vibrazioni emesse da animali, piante e anche dalle pietre sono in origine positive, perché i regni naturali non si possono gravare di colpe.

Tuttavia, se l'uomo tratta in modo negativo i figli della natura, ossia gli animali, le piante e anche i minerali, sia con pensieri o azioni negative sia inquinando l'ambiente o con le radiazioni atomiche, la natura reagisce alterando la propria vibrazione. L'irradiazione spirituale insita nelle specie vegetali e nelle pietre si ritira e, di conseguenza, le piante producono altre sostanze, che non sono più quelle naturali di cui il corpo ha bisogno per vivere in modo sano, bensì sostanze nocive che, in fondo, sono state e vengono disseminate e riversate dall'uomo stesso. I prodotti chimici e le radiazioni atomiche, tutto ciò che è negativo altera le sostanze vitali delle piante, degli arbusti, degli alberi, dei fiori e dei frutti nei campi e nei boschi e anche quelle dei cereali. La natura emette queste sostanze nocive anche sotto forma di vibrazione. Dato che nessuna energia va perduta, essa ricade nuovamente su chi l'ha emessa.

Malattie misteriose davanti alle quali si è impotenti. La terapia globale e l'istruzione dei medici in Vita Universale

A causa di tutti questi eventi e altri ancora, l'uomo si ammala sempre più, soprattutto se è proiettato verso il mondo. Nel corso dei tempi, sono sorte malattie che i medici cercano ancora di comprendere, facendo diverse ipotesi, senza tuttavia riconoscere i dettagli di ciò che provoca i sintomi. Le cause del quadro clinico di una malattia saranno di natura così varia e molteplice, che spesso ai medici non resterà altro che ammettere di non sapere più come procedere o dimenticare ogni forma di ragionevolezza e somministrare, in modo irresponsabile, medicinali e dosi di radiazioni che non solo provocano ulteriori disturbi fisici, ma anche tormenti e sofferenze a livello dell'anima.

Alcuni medici cambieranno il loro modo di pensare e applicheranno la terapia globale, che tiene conto prima di tutto dell'anima e solo successivamente del corpo.

Tuttavia, la terapia globale può essere applicata solo da chi ha esaminato prima di tutto se stesso e ha cambiato la propria vita, passando da un modo di pensare umano e intellettuale alla conoscenza spirituale e alla sapienza divina.

Affinché tutti gli uomini possano riconoscere se stessi e cambiare la propria vita, Io, lo Spirito della vita, do indicazioni, insegnamenti e istruzioni. Tuttavia, ognuno deve lavorare su se stesso, dato che a nessuno possono essere tolte le proprie negatività. Ognuno deve riconoscere il proprio ego, il proprio comportamento errato, ed essere disposto a metterlo gradualmente da parte, ossia a non ripetere più ciò che è negativo. Deve essere disposto a lavorare con la Legge, invece di agire contro la Legge.

I medici in Vita Universale vengono istruiti in questo modo. Essi lavorano prima di tutto su di sé e ciò significa che si impegnano prima a vivere e ad agire loro stessi in base all'eterna Legge, per poter poi aiutare e servire il prossimo in modo conforme alla Legge.

Tra non molto, i medici di questo mondo saranno impotenti davanti a malattie mai esistite nella forma in cui si presenteranno e non sapranno più quali medicinali somministrare. A poco a poco, le cliniche si riempiranno anche di malati psichici.

A ciò si aggiungeranno le persone che hanno subìto una contaminazione atomica e che reagiranno in modo molto vario alla radioattività in continuo aumento e che presenteranno disturbi corrispondenti.

Nel corso di questo sviluppo, molti medici dovranno riconoscere la propria incapacità e in molti casi falliranno con le loro conoscenze.

Le malattie dei prossimi tempi saranno provocate sempre più dai danni causati dalla radioattività, che deriva dalla contaminazione radioattiva dell'aria, della terra, dei laghi, dei fiumi e dei mari. Perfino il cibo e tutto ciò che l'uomo assume in sé, anche i medicinali e i prodotti naturali, saranno con il tempo contaminati.

La morte fisica farà molte vittime e colpirà tutti coloro che vivono unicamente in modo materialistico e sono, di conseguenza, soggetti alle vibrazioni negative – come la contaminazione radioattiva, i virus e i batteri nocivi – e li assorbono in sé.

Tuttavia, nella misura in cui viene sconfitto ciò che è negativo, il Cielo si apre alle creature sofferenti.

Dio ha inviato esseri di luce, ossia esseri spirituali incarnati che, in quest'epoca caotica, edificano la Vita Universale insieme al Cristo

Dio ha inviato nuovamente messaggeri della luce che si sono incarnati per servire come strumenti il grande Spirito, il Padre in Me, il Cristo.

Io ho inviato in questo mondo anche un essere che Mi serve in veste terrena quale profetessa istruttrice e messaggera. Tramite il Mio strumento, Io insegno non solo le Leggi in generale, ma do agli uomini anche indicazioni e istruzioni in merito al modo in cui essi possono vivere per adempiere la Legge cosmica, la Legge Assoluta, per guarire e rimanere sani.

Ho inviato guaritori di fede che trasmettono le Mie forze.

Ho inviato istruttori che trasmettono la Mia Legge, che ho rivelato e spiegato.

Ho inviato esseri che, in veste terrena, operano come medici e applicano le Mie Leggi su chi cerca la guarigione.

Ho inviato esseri che collaborano ad edificare la Vita Universale, mentre il mondo sta tramontando. In tal modo, sorgono aziende, asili, scuole, cliniche, case per anziani e fonti agricole per il sostentamento dei Miei figli.

Gli esseri di luce che si trovano in veste terrena operano quindi in Vita Universale, guidati da Me, il Cristo. Il Cielo si è aperto e si apre sempre più per tutti gli uomini e gli esseri di buona volontà che sono disposti a realizzare l'eterna Legge dell'armonia, della pace e dell'amore, per prepararsi in tal modo alle eterne forze cosmiche armoniose e guarire o mantenersi sani, per conseguire la pace, l'amore altruistico e la conoscenza consapevole.

La via conduce direttamente al cuore di Dio.

L'interiore dà l'impronta all'aspetto esteriore e viceversa. Armonia nell'abbigliamento

In Vita Universale vale il principio: nella misura in cui l'uomo è compenetrato da Me, egli illumina anche i suoi simili e rischiara il mondo.

Chi si è risvegliato nel Mio Spirito non cambia solo le proprie abitudini. Il suo interiore si irradia nell'aspetto esteriore e trasforma l'uomo totalmente. I tratti di una persona che si è risvegliata nello Spirito divengono più nobili. Il suo comportamento è armonioso, perché i suoi pensieri e i suoi sentimenti sono in armonia.

L'abbigliamento di queste persone è equilibrato anche nell'accostamento dei colori. Esse sanno che l'interiore dà l'impronta all'esteriore e che l'esteriore influenza l'interiore. Le persone risvegliate nello Spirito evitano le stoffe troppo variopinte, poiché sanno che se l'uomo ha un mondo di pensieri poliedrico lo saranno anche i suoi vestiti.

Le stoffe variopinte e a quadri agiscono in modo negativo sull'aura, sul campo energetico dell'anima e del corpo umano. Si consiglia inoltre di evitare anche le stoffe pesanti e i colori scuri, dato che possono influenzare l'anima di una persona molto sensibile, che può divenire nevrastenica e apatica.

Le persone deboli di nervi non dovrebbero portare abiti pesanti e scuri. Il peso delle stoffe, i colori scuri e i disegni a quadri appesantiscono ancor più il sistema nervoso, già aggravato dagli influssi ambientali. Ogni disarmonia e ogni dissonanza esteriori agiscono in modo negativo sull'anima e sul sistema nervoso dell'uomo.

O uomo, cerca quindi di evitare per quanto ti è possibile questi aspetti esteriori contrari alla Legge.

Per contrapporsi a tutte le negatività nella misura in cui è ancora possibile, l'uomo dovrebbe trasformare la propria vita, distanziandosi dalla disarmonia e dall'essere proiettato sul mondo e aspirando a una vita armoniosa, in unità con Dio.

Chi segue le Mie istruzioni troverà in se stesso la conferma che Io, lo Spirito della vita, Sono la verità. Grazie al Mio sacrificio sul Golgota, a ogni anima e a ogni uomo è stata donata l'evoluzione, quale salvezza vivificante. Grazie ad appositi esercizi spirituali, sia l'anima sia l'uomo hanno la possibilità di elevarsi dalle vibrazioni a basso livello, per giungere in sfere più elevate, nelle quali regnano pace, armonia, salute e forza. Orientandosi consapevolmente sulle sacre Leggi, nel corso del suo pellegrinaggio, l'anima diverrà tutt'uno con Dio, Suo Padre.

Dio è ovunque, Egli è onnipresente. Perciò, ogni uomo può raggiungere l'unione con la forza più elevata. Chi anela sempre più, ogni giorno, a raggiungere la meta elevata dell'unione con Dio, avrà al proprio servizio le forze dell'infinito. Non sarà più schiavo delle proprie passioni e cupidigie, schiavo dei suoi pensieri e delle sue sensazioni, ma avrà la padronanza sulla propria bassa indole.

Se l'uomo è giunto a Dio, la sua anima è divenuta il corpo spirituale puro. Egli sarà, quindi, l'uomo spirituale oppure, in seguito, l'uomo divino: Spirito del Mio Spirito.

Perché oggi possono essere rivelati aspetti più profondi delle eterne Leggi

In questo mondo, tutti i livelli di coscienza vivono a stretto contatto o addirittura insieme. Di conseguenza, esistono moltissimi campi di frequenza molto diversi l'uno dall'altro.

Ogni vibrazione cerca di influenzare l'altra più o meno intensamente, a seconda del livello di vibrazione e dell'intensità. Le forze elevate che vibrano allo stesso livello si rafforzano e si fecondano a vicenda; le vibrazioni a basso livello e diverse tra loro non vengono assorbite da quelle più elevate.

La Legge universale dice: il simile attira il simile e ciò che è diverso si respinge.

Dato che i livelli di coscienza presenti in questo mondo sono molto diversi tra loro, lo è anche la comprensione per l'eterna verità. Perciò, dallo Spirito di Dio può essere rivelato solo ciò che può essere compreso dall'uomo che vive nell'epoca in cui viene dato il patrimonio spirituale.

La Mia parola è solo indicatrice e le spiegazioni date nelle Mie rivelazioni possono essere comprese solo da chi riesce a penetrare profondamente nella parola.

In quest'epoca della tecnica posso rivelare ai Miei figli umani molto di più di quanto feci nei tempi passati. L'uomo, che conosce la tecnica, conosce la legge dell'attrazione e della repulsione. Egli lavora con vibrazioni, con frequenze, conosce le diverse intensità di luce e il loro effetto, ha nozioni in merito alla struttura degli atomi e conosce la forza di gravità.

Sulla base di queste conoscenze, anch'Io, lo Spirito, posso trasmettere agli uomini una visione più profonda sia delle eterne Leggi dell'infinito sia della legge di causa ed effetto. Infatti, l'uomo sa che i colori, le forme e i suoni sono frequenze, ossia vibrazioni, e che tutto vibra e interagisce. Inoltre, l'uomo ha coniato nuove parole per le sue scoperte, ed Io le posso utilizzare per esprimerMi nel mondo e per i Miei, per i Miei figli umani, poiché Dio non ha parole e per questo si serve di strumenti.

E' iniziata la Mia epoca – l'epoca del Cristo

Verrà il tempo in cui anche la tecnica avrà fine, poiché essa non è stata impiegata in modo conforme alla Legge e per il bene di tutti gli uomini.

Questa grande svolta dei tempi è già iniziata. Gli uomini e le anime si trovano in un periodo di risveglio. Gli uni, che sono legati alle cose temporali, verranno colti e scossi dalla dimensione temporale, mentre coloro che sono con lo Spirito, con Dio, saranno tutt'uno con la Forza Primordiale. In questo modo la luce e le ombre si scontrano sempre più.

La luce è in lotta contro le tenebre nell'ambito della chiesa, dell'economia e della scienza. Spesso sembra ancora che le tenebre diano inizio alla loro marcia trionfale contro di Me, il Cristo, costringendo Me, lo Spirito, a ritirarMi. Tuttavia ciò è solo apparenza, ma non realtà.

E' iniziata l'epoca in cui Io, il Cristo, sarò vittorioso. Nonostante la lotta, le guerre, la devastazione, la contaminazione radioattiva e tutto ciò che affligge la Terra e gli uomini, Io rimango il Vincitore, poiché Io Sono la luce del mondo.

Molti uomini che stanno lottando contro se stessi, contro la loro bassa natura, percepiscono un profondo presentimento spirituale. Sentono che si stanno profilando grandi cose e che esse si compiranno, poiché, da tutte le negatività, sta sorgendo con impeto una nuova epoca, l'epoca dello Spirito, che rinnoverà la Terra e il mondo.

Le forze dell'infinito entrano in lotta con le forze negative.

Per molti uomini ci sarà una nuova epoca, l'epoca della vera umanità.

Io, il Cristo, ho dato inizio alla nuova epoca e la Mia luce si irradia sempre più intensamente nel mondo e nei cuori di coloro che Mi amano. Tramite loro e attraverso di loro Io attirerò tutti coloro che sono ancora rivolti verso il mondo, poiché tutti dovranno ritornare in Patria, al cuore del loro e Mio Padre.

Nell'epoca in cui la luce del Cristo si intensifica molti malati riceveranno aiuto, gli oppressi troveranno la libertà e coloro che sono asserviti troveranno la via della liberazione.

E' iniziata la Mia epoca, l'epoca del Cristo.

Io opero tramite i Miei. I malati, i sofferenti e gli affamati riceveranno aiuto e salvezza. Coloro che sono abbagliati dall'apparenza riconosceranno le loro chimere e molti giungeranno a Me, il Salvatore delle anime e il Fondatore della vera umanità.

Venite tutti a Me, voi che siete affaticati e oppressi! Desidero servirvi, aiutarvi e donarvi in base alla vostra fede. Nella notte buia arriverà quindi l'aiuto, la luce del mondo, Io, il Cristo.

Io libero le anime asservite e gli uomini impauriti.

La Terra verrà trasformata dalla Forza Primordiale, così come l'anima viene liberata da Me, il Cristo. Io rinnovo ogni cosa, porto tutto in evoluzione, verso il Padre, la Luce.

Una rivoluzione spirituale darà inizio alla vera umanità. Che ognuno porti il peso dell'altro – Prega e lavora – Dai e ricevi. Il giusto aiuto per i sofferenti – La vera attività missionaria

Prima di tutto avverrà la rivoluzione nell'anima e nell'uomo: essi devono riconoscere che la dimensione materiale, ciò che è stato inventato dall'uomo, scomparirà e sorgerà ciò che è spirituale, che si manifesterà tramite gli uomini della nuova epoca.

Se, nei trascorsi duemila anni, l'anima e l'uomo avessero aspirato all'evoluzione spirituale, dopo il Regno della Pace non dovrebbe verificarsi l'espansione del mantello terrestre, che porterà al disintegrarsi della materia.

L'onore per Dio richiede che gli uomini che Lo amano veramente rispettino le eterne Leggi.

Il pane dello Spirito è la vita del corpo. Per questo, per tutti coloro che anelano a Dio, la Legge dice: che ognuno porti il peso dell'altro.

Tuttavia, ciò non significa che uno dovrebbe pesare sull'altro, perché non vuole lavorare e guadagnare il proprio pane.

Il giusto aiuta colui che si trova sulla via della giustizia. Tuttavia, chi vuole solamente ricevere, senza accettare gli insegnamenti e le istruzioni spirituali, e non vuole realizzare la Legge "prega e lavora" dovrà soffrire ancora di stenti, fino a che comprenderà che anche lui è chiamato a realizzare la Legge dell'amore e dell'unità, che dice: che ognuno porti il peso dell'altro, ossia che ognuno aiuti l'altro. Ciò significa: sostieni il tuo prossimo, dando il pane a chi ha fame e vestiti ai bisognosi. Tuttavia, tieni presente che egli dovrebbe rispettare la Legge "prega e lavora". Sostienilo, ma offrigli, allo stesso tempo, la possibilità di lavorare rettamente.

Oggi un uomo è ricco perché si è guadagnato in una vita precedente ciò che raccoglie. Tuttavia egli è, allo stesso tempo, chiamato a non moltiplicare e accumulare le proprie ricchezze solo per se stesso, ma a distribuirle e a dare a coloro che soffrono veramente, non solo nell'esteriore, ma anche per la mancanza di spiritualità interiore, se essi sono disposti ad adempiere la Legge che dice "prega e lavora".

Ogni ricco di questo mondo è solo un amministratore del proprio patrimonio. Quindi, i ricchi dovrebbero essere al servizio del bene comune con il loro patrimonio. Tuttavia, se i ricchi rimangono ricchi esteriormente, perché accumulano beni e considerano il proprio patrimonio come loro proprietà, sono poveri interiormente.

Per arricchirsi interiormente, essi dovranno essere più poveri o vivere nella povertà nella prossima vita, a seconda del modo in cui ha pensato e vissuto l'anima quando si trovava un tempo, nella ricchezza, in veste terrena.

Coloro che vivono nel benessere dovrebbero servire i più poveri, le persone che vivono accanto a loro nella solitudine e nella povertà, come pure i fratelli e le sorelle che vivono di stenti nei paesi in via di sviluppo. Tuttavia, ciò non significa che essi dovrebbero distribuire solo il pane terreno, bensì che dovrebbero offrire nella giusta misura sia il pane materiale sia quello spirituale, dando istruzioni spirituali e realizzando la Legge "prega e lavora".

Pregare rettamente significa lavorare in modo altruistico e consapevole, in sintonia con l'eterna Legge. Chi non prega in modo giusto, ossia chi non vive, non pensa e non lavora in modo altruistico, non avrà da mangiare nemmeno in futuro. La legge di semina e raccolta porta tutto alla luce.

La Legge "prega e lavora" richiede anche che l'uomo si cibi in base alla legge naturale, che i suoi pensieri siano altruistici e le sue azioni servano il bene comune. In questo modo l'anima e l'uomo guariscono.

I missionari di diverse religioni vanno in molti paesi in cui gli uomini patiscono la fame e svolgono la loro attività in molti luoghi; il più delle volte questa attività consiste nell'annunciare la Bibbia e nel portare beni terreni.

Io chiedo: quale vantaggio portano alle anime ignare e adombrate e ai corpi malati le parole devote della Bibbia e i medicinali che alleviano le sofferenze esteriori? A molte di queste persone sofferenti e affamate manca il cibo interiore, il pane spirituale; ciò significa che non sanno come affrontare in modo giusto la vita. Le parole devote, il pane terreno e i medicinali non sono sufficienti per indurre gli uomini sofferenti e affamati, segnati dal destino, a una vera riflessione e a un cambiamento.

L'uomo ha bisogno di molto di più: certo, chi è malato, affamato e sofferente deve prima di tutto ricevere un aiuto fisico, ma allo stesso tempo è necessario spiegargli la Legge "prega e lavora". È necessario dargli la possibilità di lavorare.

Gli Amici del Cristo in Vita Universale, che Io istruisco in merito alla Legge della vita, hanno il compito di andare in tutti i paesi e di servire in modo retto coloro che sono poveri spiritualmente e fisicamente. Io, lo Spirito del Cristo, cerco ora di ristabilire la vera attività missionaria, quale vero aiuto mondiale portato da uomini dello Spirito liberi, e non come è stata svolta nel corso di quasi duemila anni. L'uomo spirituale è il fedele lavoratore nella vigna del suo Signore.

Chi lavora riceverà anche la propria ricompensa.

E chi lavora rettamente e nobilita allo stesso tempo il proprio essere, compirà la metamorfosi spirituale. Dalla larva, dall'uomo asservito e oppresso, si svilupperà una farfalla, un uomo dello Spirito.

Gli uomini dello Spirito conoscono la Legge "prega e lavora" e la applicano in modo retto.

Sta scritto: "Con il lavoro delle tue mani", oppure "con il sudore della fronte ti guadagnerai il tuo pane". Questa affermazione vale per tutti coloro che non hanno imparato a lavorare rettamente e che perciò non sono di esempio per i loro simili e per tutti coloro che vivono nei paesi in via di sviluppo. Lavorare rettamente significa: prima dare, poi ricevere.

Tuttavia, non dovresti dare con l'aspettativa di ricevere. Dona e servi altruisticamente. Perciò, non è nemmeno conforme alla Legge donare solo il pane alle persone che soffrono nei paesi in via di sviluppo, senza esortarli a lavorare rettamente.

Chi prende solamente e non impara a dare, come previsto in ogni lavoro, rimane orientato su un'unica direzione. Le persone orientate in modo unilaterale credono che solo il prossimo debba dare, mentre loro possono limitarsi a ricevere, dato che non posseggono nulla.

Pertanto, chi riceve dovrebbe anche imparare a dare. La legge "prega e lavora" comprende entrambi gli aspetti: dare e ricevere.

Il concetto secondo cui solo una determinata categoria di persone dovrebbe dare provoca, nel corso del tempo, un atteggiamento di letargia in coloro che si limitano a ricevere. Ciò può provocare solamente complicazioni, dato che non corrisponde alla Legge universale. Un tale atteggiamento può portare solamente a un ulteriore impoverimento e a un caos ancora maggiore, dato che manca l'equilibrio: prega e lavora, dai e ricevi.

Se la bilancia della giustizia, che in un piatto porta ciò che si è donato e nell'altro ciò che si è ricevuto, pende dall'altro lato, si avranno prima o poi pene, malattie e sofferenze.

Insegnare la Legge "prega e lavora" a coloro che pensano solo a prendere, in particolar modo nei paesi poveri in via di sviluppo, è un compito che dura tutta una vita, per generazioni. Questa trasformazione, dal prendere a un corretto rapporto tra dare e ricevere, può essere apportata solo da cristiani che riconoscono le eterne Leggi nel loro interiore e le mettono anche in pratica come uomini. Solo queste persone sono in grado di aiutare le anime e gli uomini orientati in modo unilaterale.

Anche se molti missionari compiono il loro servizio, solo pochi lo eseguono in modo retto, secondo la Legge dell'amore e della libertà, con umiltà e altruismo. Non è sufficiente leggere la Bibbia perché l'uomo adempia la Legge "prega e lavora". Le persone orientate in modo unilaterale devono essere guidate e istruite in base all'eterna Legge.

Fame e miseria sono segni esteriori di un impoverimento interiore.

Tuttavia, ciò non significa che queste persone dovrebbero restare nelle loro condizioni. Sta scritto: che ognuno porti il peso dell'altro. Quindi, i cristiani hanno il compito di aiutare i loro fratelli e sorelle più poveri, di insegnare loro la Legge "prega e lavora", di essere loro di esempio nel viverla e di guidarli, per adempiere così il comandamento: "Che ognuno porti il peso dell'altro e ognuno aiuti l'altro in modo conforme alla Legge".

Dato che nei paesi in via di sviluppo la Legge "prega e lavora" non viene applicata o viene rispettata solo in parte, tra i poverissimi regna una grande insoddisfazione. Ondate di invidia, inimicizia e accuse contro il prossimo che vive nel benessere vanno verso i paesi benestanti. Queste forze di invidia, di inimicizia, di odio e di accusa influenzano in modo particolare coloro che avrebbero i mezzi e le possibilità per aiutare in modo giusto chi vive nella miseria e nella povertà, per sostenerli e insegnare loro il principio secondo il quale chi lavora ha anche il pane e chi vive secondo le eterne Leggi non dovrà mai soffrire la fame e vivere di stenti.

Questo vero lavoro di missione è stato trascurato su larga scala. Per questo, ancor oggi, è valida la Mia chiamata: andate, istruite e battezzate. Con la parola battesimo intendo il battesimo spirituale. Se l'uomo ha realizzato ampiamente le eterne Leggi, lo Spirito lo compenetra ed egli ridiverrà Spirito del Mio Spirito.

Nell'epoca odierna Io istruisco nuovamente gli uomini che Mi amano e che si impegnano a consacrare a Me la loro vita.

Sotto la guida dell'eterno Spirito, gli uomini della nuova epoca compiranno ciò che è conforme alla Legge: istruire anche chi vive nella miseria e nella povertà in merito alla Legge "prega e lavora" e indicare loro come essa deve essere messa in pratica nella vita quotidiana, per poter avere il pane fisico e quello spirituale.

Tuttavia, come avvenne già spesso nei trascorsi duemila anni, essi vengono nuovamente disprezzati da molti cristiani apparenti che parlano male di loro, perché essi pensano e vivono in modo diverso dal cristiano apparente. Coloro che vivevano il vero cristianesimo dell'amore per il prossimo e della misericordia e che lo volevano insegnare e portare in tutto il mondo sono stati spesso maltrattati e torturati in nome Mio proprio su incarico di un'autorità statale o ecclesiastica. I tempi di queste crudeltà non sono ancora del tutto passati.

Nonostante tutte le avversità, ora si risveglia l'uomo nuovo che adempie le Leggi della vita, mentre l'uomo rivolto verso il mondo degenera a poco a poco nella malattia, indebolito da una vita dissoluta, da malattie, sofferenze e dalla contaminazione radioattiva.

*La nuova epoca inizierà
con la purificazione della Terra.
Già ora si edifica per la nuova epoca*

La nuova epoca ha inizio con la purificazione della Terra, dato che essa è inquinata e contaminata dalle radiazioni atomiche in tutti i campi.

Tutto si rinnoverà.
Le fornaci della Terra sono i mari, che si surriscaldano a causa della radioattività. La Terra è la piastra riscaldata dai mari, che porterà molte cose a ribollire. L'attività vulcanica aumenterà e le calotte polari si scioglieranno. La radioattività aumenterà. Non ci sarà più un filo d'erba che non sarà contaminato. L'asse terrestre si sposterà e i mari surriscaldati purificheranno la Terra. A tutto ciò si aggiungerà un mutamento delle costellazioni planetarie. Anche i pianeti purificheranno la Terra con la loro irradiazione.

Sorgeranno un nuovo Cielo e una nuova Terra.
La nuova Terra sarà abitata da uomini dello Spirito.
Io edifico sin d'ora. Già ora istruisco i Miei su come dar forma alla nuova epoca. Già ora si vive e si costruisce per la nuova epoca.
Io saprò come proteggere i Miei e ciò che serve per il Regno di Dio.
Gli uomini dello Spirito imparano ad aiutare in modo retto il prossimo, con mezzi semplici, ma dotati della forza più preziosa: lo Spirito dell'amore e della sapienza che mantiene in vita ogni cosa.

Già ora essi aiutano i malati che accettano la terapia globale, che dice: il corpo viene sostenuto, in modo che lo Spirito, Dio, possa apportare la guarigione nell'anima e nel corpo.

Vengono persone di ogni paese.

Verrà il tempo in cui anche i poveri riceveranno ciò che li aiuta spiritualmente e fisicamente: la vita nello Spirito, che dona anche il pane materiale.

Ci sarà l'uomo nuovo che vive in Me, che insegna e attraverso il quale Io, il Cristo, la Vita, guarisco.

Io, lo Spirito, porto il Regno di Dio, il Regno della Pace, a tutti coloro che sono di buona volontà.

L'amore di Dio viene su questa Terra tramite i Miei. Chi è in grado di comprenderlo, lo comprenda.

Io Sono venuto per aiutare nuovamente, per guarire e per servire i Miei.

Il fuoco della rivoluzione spirituale arde. L'ho acceso Io, il Cristo.

Si annuncia nuovamente: andate, istruite e battezzate! Chi ha orecchi per intendere, intenda.

Le cause che l'uomo crea sono quindi svariate, come lo sono anche gli effetti, le malattie, le sofferenze, le preoccupazioni e le pene.

Le cause sono state poste. Ora germoglia ciò che è stato seminato e si ripercuote nella dimensione materiale.

Per questo do a questa rivelazione il titolo: causa e origine di tutte le malattie.

Cause ed effetti che derivano dal non osservare l'amore per il prossimo nei confronti dei più poveri

Molti, che oggi si definiscono cristiani, che vivono nel benessere e operano contro la Mia parola, nelle prossime incarnazioni soffriranno la fame e saranno afflitti da malattie, come conseguenza delle concatenazioni di cause ed effetti, poiché oggi essi riversano veleno nella vera vita cristica che sta germogliando.

In base alla Legge "il simile attira il simile", un'anima incolpata si può incarnare solo in un corpo con caratteristiche ereditarie che corrispondono alla colpa dell'anima che si sta per incarnare.

Pertanto, coloro che oggi vogliono calpestare il vero cristianesimo che sta germogliando e chi continua a godersi il benessere senza il minimo scrupolo nei confronti di coloro che vivono nella povertà dovranno un giorno rendere conto di tutto ciò. Chi oggi non vive e non insegna in modo giusto la legge "prega e lavora", coinvolgendo anche chi vive nella miseria e nella povertà, dovrà un giorno soffrire a causa del suo atteggiamento.

Alcuni credono che tutti coloro che vivono nel peccato, gravati di colpa, e che patiscono la fame e vivono di stenti debbano in tal modo scontare e che perciò non sia necessario aiutarli. Questo atteggiamento non corrisponde al Comandamento dell'amore per il prossimo. Se nei paesi in via di sviluppo si trovano anime incarnate che portano colpe molto gravi, ciò non significa che esse debbano per forza scontare ciò che hanno causato in passato.

Secondo la Legge dell'amore per il prossimo, esse dovrebbero ricevere aiuto da coloro che non vivono nella povertà e nella malattia. Tuttavia, questo aiuto deve andare oltre il cibo terreno e i prodotti farmaceutici e anche oltre la parola della Bibbia.

Solo la parola vissuta ha forza. La parola è la Legge e deve essere realizzata innanzitutto dal missionario stesso. Se l'eterna Legge viene realizzata, non ci sarà più bisogno di leggere alla lettera i testi biblici e non ci sarà nemmeno più bisogno di un libro sacro; è la parola vissuta, che non solo viene espressa liberamente, ma che viene anche messa in pratica in modo retto.

Dio non ha segreti

Nell'istruzione che conduce alla verità interiore, l'uomo apprende le profonde Leggi eterne. Egli viene istruito in modo che possa comprendere in modo giusto le eterne Leggi di Dio e applicarle su se stesso e poi nel mondo. Per questo, do anche una visione dei processi interiori che avvengono nei geni, nelle caratteristiche ereditarie, per quanto riguarda l'anima che si sta incarnando e che si è incarnata.

L'uomo nuovo, nel quale inizia a germogliare l'eterna verità e che sboccia nell'adempimento del Discorso della Montagna, non è un cieco che crede che Dio non permetta di guardare nei Suoi segreti!

Dio non ha alcun segreto nei confronti degli uomini, a meno che l'uomo non ne abbia nei confronti di Dio. Ciò significa che se l'uomo stesso si chiude alla corrente divina, non conosce le Leggi. Chi non conosce le Leggi è cieco per la verità. Solo chi è spiritualmente cieco afferma che Dio non permette che si guardi nei Suoi segreti.

Se Dio, nostro eterno Padre, avesse segreti nei confronti dei Suoi figli, se dovesse nascondere loro i pensieri della creazione o i processi conformi alla Legge, sarebbe imperfetto, così come lo è l'uomo.

Chi segue le Mie orme adempie le eterne Leggi. Io venni in questo mondo per insegnare e per vivere le Leggi e non per parlarne solamente!

Chi Mi segue, si impegna a fare lo stesso. In tal modo si apre l'occhio spirituale: l'uomo contempla l'Essere e non solo l'apparenza. Il segreto è svelato, poiché egli è divenuto divino. I veli sono caduti, la nebbia dell'ego umano è scomparsa ed egli contempla in modo chiaro la verità.

Le Leggi spirituali relative al concepimento

I pensieri sono forze e possono influenzare sia i geni della donna sia quelli dell'uomo, a seconda del tipo di pensieri e della predisposizione genetica.

Le caratteristiche genetiche sono determinanti per il sesso del futuro bambino. Esso viene determinato sia tramite la donna sia tramite l'uomo, se essi si trovano nella legge di causa ed effetto. Nei due sessi, l'uomo e la donna, si trovano le caratteristiche per il sesso femminile e per quello maschile. I genitori determinano il sesso del futuro bambino in base al loro "orologio interiore", secondo la legge di causa ed effetto.

Se, al momento del concepimento, il potenziale di forze dei due genitori si trova ampiamente in equilibrio, si forma in genere un principio femminile, sempre che questo equilibrio non cambi dopo pochi giorni. Se invece predominano le forze della donna si forma un essere maschile, sempre che il rapporto di forze non cambi.

Quindi, se il potenziale di forze della donna è più forte di quello dell'uomo, nella donna cominciano a vibrare più intensamente gli aspetti maschili. Di conseguenza, a livello di forze, la donna è superiore all'uomo. In tal modo, nell'ovulo che viene fecondato vengono richiamati prevalentemente gli aspetti maschili e ciò comporta che nel corpo della madre matura un essere maschile.

Nell'ovulo che si predispone a essere fecondato agisce un grandioso meccanismo di comando che viene messo in moto tramite le costellazioni planetarie, in base alle colpe dei due genitori. In questo processo guidato in modo conforme alla Legge, l'ovulo che viene fecondato attira le forze che agiscono più intensamente in lui. Infatti, anche l'incontro della donna e dell'uomo non avviene per caso, ma è l'effetto di cause che sono state poste.

I due genitori possono anche incontrarsi per mezzo della Legge Assoluta: ciò avviene quando entrambi, sia l'uomo che la donna, non si trovano più nella legge causale, nella legge di semina e raccolta.

Se i genitori generano un bambino sul livello della Legge Assoluta, gli spermatozoi e l'ovulo sono privi di colpa. Essi non vengono irradiati dalla legge di causa ed effetto, ma dalla Legge pura.

Il simile attira il simile. In tal caso nasce quindi un bambino che porta in sé ideali e valori elevati: la vita dello Spirito. In questo senso si dovrebbe considerare anche il concepimento di Gesù di Nazareth, nel quale Mi incarnai Io, il Cristo.

Le sensazioni, i pensieri e le parole sono forze. Esse possono affiorare dall'anima oppure "colpire" dall'esterno ed essere poi accolte dall'anima e dall'uomo, se in essi si trova una rispondenza simile, ossia una predisposizione.

Sia le sensazioni, i pensieri, le parole e i desideri negativi sia quelli positivi, possono influenzare i geni in base alla loro intensità, se vengono continuamente ripetuti.

Ciò significa che sia l'uomo sia la donna influenzano i propri geni e anche l'ovulo che viene fecondato.

Se il potenziale energetico della natura comincia a sbilanciarsi, per esempio in seguito a guerre o catastrofi, e si presenta una grave carenza di princìpi maschili o femminili, la legge naturale ristabilisce l'equilibrio: come la luna, in collegamento con il sole e con altri pianeti, determina le maree e stimola e regola l'accoppiamento nel mondo animale tramite le correnti magnetiche, in modo analogo l'irradiazione degli astri agisce sugli uomini, sempre tramite le correnti magnetiche, nel caso in cui il rapporto tra le forze uomo-donna sia gravemente sbilanciato.

Se, per esempio, vi è una carenza di princìpi maschili, la luna, in collegamento con il sole e gli astri, stimola gli aspetti maschili nei geni. La luna, in sintonia con il sole e con gli astri che al momento del concepimento influenzano in modo particolare gli uomini con una frequenza corrispondente, ristabilisce quindi gradualmente l'equilibrio uomo-donna, nella misura sufficiente perché questo equilibrio torni a essere conforme alle leggi naturali dell'attrazione, chiamata anche polarità.

L'equilibrio delle forze, anche tra l'uomo e la donna, fa parte della sintonia delle forze di questa Terra e di tutto il sistema solare.

L'uomo ha il dovere di conservare le Leggi dell'infinito e di applicarle su se stesso e sulla Terra. Se ciò non avviene, perché l'uomo interviene nell'equilibrio delle forze, ossia nell'equilibrio ecologico, anche il suo rapporto con l'ambiente, con il suo prossimo, ne verrà compromesso.

Perciò, o uomo, sii desto, poiché ogni attimo nella vita porta in sé nuovi aspetti, ossia altri aspetti nel tuo modo di pensare, sentire, volere e agire, che corrispondono alle colpe della tua anima e al tuo attuale modo di vivere.

Gioia e sofferenza, malattie, salute e benessere vengono determinati esclusivamente dall'uomo stesso. L'uomo è l'artefice del proprio destino e della propria vita.

In ogni attimo, ognuno si trova davanti alla decisione: per l'eterna Legge o contro di essa. Le sue sensazioni, i suoi pensieri, le sue parole e le sue opere sono la sua vita, sono l'uomo stesso. Con il suo modo di essere egli influenza il proprio ambiente, ma anche se stesso, poiché ciò che semina lo raccoglierà, sia in senso positivo che negativo.

Una futura madre può quindi influenzare, in base al proprio modo di pensare e di vivere, i geni del suo futuro bambino. Se la vita della futura madre si svolge in modo equilibrato e armonioso, se le sue sensazioni sono nobili e i suoi pensieri buoni, se essa vive in modo consapevole, ossia nella certezza dell'onnipotenza di Dio che include ogni cosa – anche il suo bambino – allora nei geni possono eventualmente essere trasformate ancora molte cose che al momento del concepimento pendevano forse come una spada del destino sull'uomo, sulla donna e sul futuro bambino. Ciò che si trasforma nei geni della madre può cambiare anche nell'anima che sta per incarnarsi, sempre che sia bene per essa.

Tuttavia, non solo la donna, ma anche l'uomo ha una grande responsabilità nei confronti del bambino che sta per nascere. Anche l'uomo determina in modo decisivo quale anima si potrà incarnare. E' molto importante un atteggiamento positivo, amorevole e tollerante dell'uomo nei confronti della donna. Questo suo atteggiamento si ripercuote in modo positivo non solo sulla donna, ma anche sul futuro bambino e, successivamente, su tutta la famiglia.

La legge di causa ed effetto agisce anche sul rapporto tra i due sessi, dato che essi, con un modo di pensare, sentire, volere e di vivere errato, con liti e discordia, creano una causa comune che manifesta prima o poi i propri effetti. Un tale karma comune si può ripercuotere anche sull'embrione che cresce nel grembo della madre, se nei geni si trova una predisposizione in tal senso.

Fino a che gli uomini si trovano nella legge di causa ed effetto, possono essere influenzati in molti modi, sia in senso positivo sia in senso negativo. Di conseguenza, già al momento del concepimento l'uomo e la donna possono porre le basi per l'anima che si sta incarnando. In base alle caratteristiche ereditarie di entrambi i genitori – e a seconda delle loro abitudini di vita di quel momento, che possono tendere verso il positivo o verso il negativo – si incarnerà poi un'anima. Ogni uomo ha perciò il dovere di purificare la propria anima e di nobilitare il proprio corpo, per non creare nuove cause.

Per poter maturare e crescere, l'uomo dovrebbe tener conto prima di tutto della propria anima e solo in seguito del suo corpo. Un'anima sana, ossia che ha un'irradiazione ad alta vibrazione ed è libera da gravi colpe, ha anche un corpo sano.

L'uomo ha l'impegno, nei confronti dello Spirito della vita, di elevarsi dal suo attuale livello di vibrazione, conducendo una vita basata su princìpi etici e orientata su Dio, per giungere a vibrazioni più elevate, più pure e sottili.

Fino a che la vibrazione dell'uomo e dell'anima si trova sul livello più basso, ossia nel campo della vibrazione terrestre, su di loro agiranno tutte le forze negative degli agenti patogeni che sono attivi in questa sfera, in questa frequenza. Ciò vale per tutte le anime e per tutti gli uomini che hanno una vibrazione identica a quella della Terra e anche per le future madri e i loro bambini.

Se, per esempio, una futura madre viene colpita da un agente patogeno che le causa sofferenze e la costringe eventualmente a stare a letto, anche l'embrione ne può soffrire, in base al tipo di agente patogeno e all'intensità con cui esso colpisce e affligge il corpo.

Anche un'alimentazione sana e ad alta vibrazione si ripercuote nell'uomo e su di esso e anche sul bambino che si trova sotto il cuore della madre.

Ripeto: tutto è basato su vibrazioni.

Ogni continente, ogni paese, ogni città, ogni luogo e ogni casa hanno quindi una propria vibrazione. Per esempio, gli uomini che vivono in un paese hanno un livello di coscienza che appartiene alla vibrazione del paese. Inoltre, le persone che vivono in un paese, vengono condotte a stare insieme, in base al livello di coscienza, in città, luoghi e in determinate case. Anche il clima o i frutti hanno la vibrazione del paese. Per questo, l'uomo dovrebbe cibarsi prevalentemente dei frutti che crescono nel paese che è la sua patria o nel quale si intrattiene per un lungo periodo. Il paese, il clima e i prodotti naturali hanno ampiamente la stessa vibrazione.

Dato che il simile attira il simile e si rafforza, l'uomo dovrebbe tener conto anche di questo aspetto della Legge, per trovare l'armonia esteriore e interiore.

I frutti che crescono su piante che vivono per diversi anni hanno in sé più forza vitale, perché la pianta si è collegata più intensamente con il ritmo cosmico. Una futura madre dovrebbe tenerne conto in modo particolare. Le vibrazioni elevate dei frutti che crescono su piante che vivono a lungo si ripercuotono in modo positivo sull'embrione. Una mela, per esempio, possiede forze vitali che si trovano difficilmente in altri frutti. Nei diversi paesi ci sono altri frutti che possiedono un potenziale elevato di forze e influenzano gli uomini e il loro organismo in modo vivificante e rafforzandoli, e ciò vale anche per la madre e per il suo futuro bambino.

Se l'uomo vive consapevolmente ogni attimo, assorbirà anche in ogni momento le preziose forze vitali positive; ciò vale anche per la madre, per il suo futuro bambino.

Dal momento del concepimento, l'embrione dipende sia dal padre, sia dalla madre; dal padre indirettamente, e cioè tramite la madre, e direttamente dalla madre.

Analogamente al modo in cui sia le forze positive che quelle negative giungono all'embrione tramite la madre, anche un'alimentazione conforme o contraria alla Legge influenza gli uomini, la futura madre e l'embrione.

La nuova epoca, l'epoca dello Spirito, porta uomini dello Spirito che sono più sani; di conseguenza, anche i loro figli verranno alla luce sani e forti in questo mondo. Nella nuova epoca ci saranno sempre meno malattie.

Nelle ripetizioni, necessarie per una migliore comprensione, Io, vostro Redentore, cerco di spiegare sotto diversi aspetti i processi e le cose che influenzano l'uomo, in senso sia positivo sia negativo, affinché egli possa comprendere la Mia rivelazione in tutti i suoi aspetti, riconoscendo le cause che determinano gli effetti.

Le colpe dell'anima sono come magneti che attirano cose corrispondenti – Catastrofi naturali, malattie infettive

L'era dello Spirito conduce molte persone che anelano a mete e valori più elevati alle forze superiori e alle vibrazioni di armonia e di pace dell'anima. Le vibrazioni più elevate hanno un influsso positivo sull'uomo. Esse armonizzano l'organismo e apportano pace nel suo modo di pensare e di agire.

Quanto più elevata è la vibrazione dell'anima e del corpo di una persona, tanto più forte è anche il suo sistema immunitario. Chi non si trova più sotto l'influsso dell'irradiazione degli astri a livello spirituale e fisico, cioè chi ha elevato la propria vibrazione al di sopra degli influssi planetari, oltre le quattro sfere astrali, ha un'anima pervasa di luce e compenetrata dallo Spirito e un corpo altrettanto radioso. Chi si è elevato al di sopra della sfera di azione delle costellazioni planetarie si è ampiamente liberato dalla legge di causa ed effetto, dalla legge causale.

L'evoluzione spirituale coinvolge anche i geni e fa in modo che le caratteristiche ereditarie negative vengano eliminate o si ripercuotano solo in modo limitato.

La natura offre una moltitudine di vari esempi e analogie per lo sviluppo, la maturazione, la crescita e la vita degli uomini, per le loro disgrazie e sofferenze.

Dagli eventi naturali l'uomo può dedurre le componenti del proprio destino.

Facciamo un esempio in merito: nel caso di un terremoto, il centro da cui esso è originato viene scosso più violentemente. Chi vive direttamente in questa zona può perdere tutto ciò che ha. Può addirittura essere colpito e ferito dal crollo della propria casa. A causa di un tale choc, il suo sistema nervoso può essere scosso. Una persona rimane ferita, per esempio, per il crollo della casa, un'altra viene colta dalla morte, un'altra rimane sotto choc e un'altra ancora subisce solamente un grande spavento. Da queste cose l'uomo può riconoscere che tutto ciò è connesso con le colpe che gravano sull'anima del singolo, in base alle quali l'uomo attira le forze negative che si ripercuotono su di lui, per esempio, anche attraverso il crollo di un edificio. Le ombre dell'anima sono come magneti che attirano dall'esterno le stesse o simili cose.

Un altro esempio: nel caso di un'eruzione vulcanica, le zone che si trovano direttamente ai piedi del vulcano vengono inondate dalla lava, mentre le regioni più distanti vengono coinvolte solo in parte.

Analogamente avviene nella vita del singolo uomo. Per esempio, se la vibrazione di una persona si distanzia molto dal complesso di vibrazioni di determinati agenti patogeni, essa sarà contagiata in forma leggera e avrà solo lievi disturbi. Se, invece, l'anima e il corpo si trovano vicini o addirittura direttamente nella sfera di azione del germe, l'uomo verrà contagiato in modo più grave. A seconda delle colpe della sua anima, si potrà ammalare o dovrà addirittura soffrire. Sono quindi sempre determinanti il tipo e l'intensità della colpa che si trova nell'uomo stesso.

Chi è in armonia con Dio è anche in sintonia con il proprio corpo. Il corpo è il veicolo dell'anima

Lo stesso avviene in senso positivo con la forza vitale e di guarigione: quanto più l'anima e l'uomo si avvicinano alla Fonte originaria, a Dio, tanto più sano, armonioso e pacifico sarà l'uomo. Se egli si è avvicinato all'origine divina, in lui scorrono più intensamente le forze vitali e di guarigione e i gruppi di cellule si orientano sulla forza spirituale.

Perciò, o uomo, impara a dominare il tuo corpo. Frena i tuoi pensieri, affina i tuoi sensi e, a livello di vibrazione, giungerai in sfere più sottili, in zone in cui la luce, Dio, può agire più intensamente dentro di te.

Fino a che l'uomo è una marionetta in balìa dei propri pensieri, non riesce a dominare i propri sensi. E' un uomo che si fa dominare dalle proprie passioni e che crea solo sofferenze.

Chi desidera restare sano o guarire deve mettere ordine nei propri pensieri, frenare la propria lingua e dominare i sensi. In tal modo potrà dominare il proprio corpo. Se l'uomo è orientato in tal modo sul Divino, le forze spirituali saranno consapevolmente al suo servizio, in tutte le situazioni della vita. Chi vive in Dio può spostare le montagne in sé e attorno a sé. Ciò significa che le sue parole hanno forza e ciò che lo circonda sarà al suo servizio.

Chi è in armonia con Dio, suo Padre, è anche in sintonia con il proprio corpo. Ciò significa che non si lamenterà del proprio corpo e delle proprie condizioni. Egli invierà pensieri positivi di guarigione e di pace in tutto il suo corpo, ai suoi organi, muscoli, ghiandole e ormoni.

La persona rivolta verso Dio non si lamenterà per eventuali disturbi, ma si chiederà che cosa lo ha fatto allontanare dal proprio anelito a vivere in unità con Dio ed esaminerà la causa della disarmonia. Sistemerà, quindi, ciò che ha riconosciuto in se stesso, per anelare poi di nuovo in modo consapevole all'unità con Dio. La crescente unità di Spirito, anima e corpo apporta salute, forza e felicità.

Chi vive in unità con Dio vive in modo consapevole.

Chi vive nell'unità di Spirito, anima e corpo riesce anche a richiamare con buoni risultati i propri organi, l'insieme delle cellule.

Chi è in armonia con Dio riesce a farsi seguire da tutte le parti a lui subordinate, da tutto l'organismo, come per esempio gli organi, le ghiandole e gli ormoni.

Chi vive in armonia con il Divino esercita anche un influsso positivo sui medicinali, sul cibo e sulle bevande.

Grazie alla comunicazione con la forza universale, chi è stato spiritualmente istruito riesce a instaurare un collegamento spirituale con i singoli organi del proprio corpo, dato che, come già rivelato, ogni organo e ogni cellula hanno un conscio, un subconscio e una coscienza spirituale.

L'anima e il corpo di colui che è in armonia con Dio vengono pervasi più intensamente dalla forza spirituale. Ciò significa che la coscienza spirituale delle cellule è attiva e domina il conscio e il subconscio delle cellule. Di conseguenza, i gruppi di cellule orientati sullo Spirito reagiscono immediatamente alle onde di pensiero ad alta vibrazione che la persona spiritualmente orientata invia al proprio corpo. Dato che tutto l'organismo è un complesso vibrante, nel quale ogni organo vibra in base alla propria ricettività all'irradiazione, l'uomo può anche richiamare ogni organo.

I pensieri e le parole sono forze che vengono assorbite dalle cellule e dagli organi. Nell'organismo, nelle cellule, si forma una risonanza. Così come l'uomo pensa, parla e agisce, così reagisce anche il suo corpo, così reagiscono i gruppi di cellule.

La coscienza degli organi reagisce sia agli impulsi positivi dell'uomo sia a quelli negativi, come pure agli impulsi provenienti dall'ambiente circostante.

Chi ha imparato a dominare i propri pensieri e i propri sensi è anche in grado di preparare il proprio corpo alla guarigione tramite lo Spirito.

O uomo, riconosci dalle Mie numerose spiegazioni e ripetizioni quali sono le cause delle malattie e di tutti gli eventi e in che modo esse si formano.

Quindi, entra consapevolmente in unità con lo Spirito universale, con la tua anima, con il tuo corpo e con ogni organo.

Riconosci il tuo corpo come strumento della tua anima, quale veicolo del corpo spirituale che dimora in te. I tuoi pensieri, le tue parole e opere e il tuo atteggiamento nei confronti della vita costituiscono il carburante per il tuo corpo.

Grazie alla tecnica, l'uomo possiede macchine, veicoli, aerei e molte altre cose.

Se un veicolo o un aereo ti deve trasportare da un posto all'altro oppure da un continente all'altro, il serbatoio viene riempito di carburante e non di acqua. Gli ingranaggi vengono lubrificati con un olio apposito e non con olio vegetale.

Tu sai che il motore della tua auto o dell'aereo può funzionare e rendere bene solo se riceve il carburante e l'olio adeguati.

L'uomo si preoccupa di alimentare con il carburante adatto o con la corrente i suoi veicoli o i suoi aerei, le sue macchine e tutto ciò che è stato creato con la tecnica.

Tuttavia, egli presta poca attenzione alla sua anima e al veicolo della sua anima, il corpo.

Il veicolo non funziona e l'aereo non vola senza il giusto carburante, e il corpo umano non funziona senza lo Spirito, Dio.

Il corpo umano è un corpo naturale e tutti i suoi elementi, ossia le sostanze che lo compongono, provengono dalla natura. Pertanto l'uomo dovrebbe vivere con la natura e riconoscere la forza motrice, la vita, lo Spirito, in tutte le forme della natura. Così facendo, si renderebbe ben presto conto che Io, lo Spirito, gli sono più vicino delle sue gambe e delle sue braccia.

Se l'uomo riconosce se stesso come parte della natura, riconoscerà anche se stesso e comprenderà come lo Spirito opera nella materia.

Riconoscerà anche che egli non è costituito solo dal suo corpo, ma che dentro di esso esiste un corpo spirituale, e che il suo corpo fisico è solo il veicolo di quello spirituale che dimora in lui.

L'anima è incarnata per scontare in questa incarnazione le sue ombre oppure parti di esse, ossia le colpe delle incarnazioni precedenti. Pertanto, gli uomini dovrebbero rispettare, come un comandamento, il compito di mantenere il proprio corpo sano, con cibi sani provenienti dalla natura, con pensieri puri e una vita conforme alla Legge. Sperimenta il tuo corpo come veicolo della tua anima!

Entra in unità con ogni organo, alimentandolo con le sostanze nutritive di cui ha bisogno, che sono contenute nella natura, nei frutti dei campi e dei boschi. Vivifica l'anima e il corpo con pensieri positivi e raggiungi così l'unità con lo Spirito.

Gli organi assorbono ben volentieri le sostanze provenienti dalla natura se tu, o uomo, conduci una vita positiva e armoniosa.

Le persone che sono ampiamente in armonia con il proprio corpo e che, nella vita quotidiana, si comportano in modo conforme alle Leggi di Dio sanno anche interpretare gli impulsi ammonitori provenienti dagli organi. Ogni uomo può raggiungere questa sensibilità, se realizza le Leggi universali e giunge così all'unità con la vita.

L'uomo è un figlio dell'universo. Se la sua anima è luminosa e i suoi sentimenti sono puri, egli entra in comunicazione con le forze cosmiche.

Chi desidera, quindi, entrare in sintonia con le forze dello Spirito deve superare la propria indole animale, le proprie passioni e i propri sentimenti umani. Deve spezzare le catene dell'odio, dell'invidia e dell'orgoglio, che impediscono alla forza divina di servire e aiutare l'uomo.

Se una persona desta aspira consapevolmente a raggiungere l'unità di anima, Spirito e corpo, se è libera da schemi di pensiero, desideri e aspettative e ha raggiunto la maturità spirituale, potrà sperimentare tramite la propria coscienza che cosa deve cambiare nella propria vita, affinché il suo corpo si possa rafforzare, possa essere sano ed efficiente. Se l'uomo si è risvegliato spiritualmente, è spesso più opportuno tenere dei colloqui in merito al suo modo di vivere, al suo atteggiamento e al suo comportamento, piuttosto che ricorrere subito a prodotti naturali o addirittura farmaceutici.

Un modo di pensare corretto e un atteggiamento giusto nei confronti della vita sono più importanti dei medicinali. Un esempio opposto: l'atteggiamento autodistruttivo di un paziente

Chi riconosce la propria situazione del momento e cambia il proprio modo di pensare si prepara, già oggi, per i tempi in cui non ci saranno più né piante medicinali sani né farmaci in grado di dare un aiuto.

Anche i rimedi naturali non vanno presi con leggerezza. In certi casi, un giusto atteggiamento nei confronti della vita aiuta più di un prodotto naturale o addirittura di un farmaceutico.

Riconosci: i pensieri sono forze. Essi influenzano e manovrano il corpo, così come i desideri e la volontà dell'uomo. Il corpo viene influenzato in base all'intensità dei pensieri, siano essi positivi o negativi.

Chi è a conoscenza di tutto ciò cercherà di purificare l'anima e il corpo da sensazioni, pensieri e parole negativi e di mantenerli puri. Di ciò fa parte anche un'alimentazione sana. Gli effetti sul corpo si ripercuotono a loro volta sull'anima. Così come l'uomo pensa, egli è – oppure lo diverrà.

Ecco un esempio dal quale ognuno può imparare per sé o per la propria famiglia: oggi l'uomo è felice, afferma la vita ed è gentile con tutti i suoi simili e in armonia con l'ambiente che lo circonda. I suoi sentimenti sono nobili, i suoi pensieri sono buoni. E' convinto di ricevere felicità da tutti i campi della vita e che essa gli sia propizia. Nella sua famiglia tutto è a posto e tutti sembrano essere in armonia. I suoi amici vanno d'accordo con lui. Tutto va bene. Egli è sano, trae soddisfazione dai piaceri culinari, dal consumo di alcol e nicotina. Il mondo è per lui pieno di sole.

Un giorno si sveglia da un sonno agitato e si sente indisposto. I suoi pensieri sono opprimenti, anche se splende il sole. La serenità lo ha abbandonato e al suo posto si insinuano preoccupazioni e paure. Di notte si è sentito poco bene. Nel suo corpo avverte processi che non riesce a comprendere e che gli danno quindi da pensare. Si sente oppresso perché il cuore gli fa male e respira a fatica. Nel corso delle giornate successive ha sensazioni di vertigini, si sente stanco e vomita. La famiglia si preoccupa e i suoi amici gli consigliano di prendere determinati medicinali o di fare questo o quello. Gli viene consigliato di consultare un medico, il quale stabilisce la diagnosi: insufficienza cardiaca o difetto cardiaco; inoltre egli spiega al paziente eventuali sintomi che si potrebbero presentare.

A causa della diagnosi e delle spiegazioni ricevute, egli si sente gravemente malato e invalido e cerca aiuto. Preoccupato per eventuali conseguenze, non osa quasi più camminare e respirare. Osserva ogni minimo moto, ogni dolore del suo corpo. Egli pensa e dice: "Sono malato".

Cosa accade quindi con quest'uomo che un tempo era tanto gioioso e che vedeva solamente sole e gioia nel proprio ambiente? Ora se ne sta seduto, triste e pensieroso, in una comoda poltrona. L'ambiente che lo circonda è ancora chiaro e piacevole, tuttavia egli non se ne accorge più. Il suo animo è cupo.

L'uomo è oppresso da pensieri di preoccupazione e malattia.

I membri della famiglia si sentono compartecipi alla sua malattia, tuttavia continuano a seguire i propri impegni, anche lo sport e il gioco. Anche i suoi amici continuano a seguire i loro impegni e i loro divertimenti. La famiglia e gli amici lo portano con sé per farlo partecipare al gioco e allo sport, tuttavia egli, a seguito della diagnosi del medico e dei propri dubbi, non può più partecipare a queste attività che un tempo amava tanto. Si rassegna e si commisera sempre più. Di conseguenza, evita ogni tipo di divertimento.

Non esercita più nemmeno la propria abituale attività sul lavoro e a casa, perché il medico gli ha prescritto di stare a riposo. Inoltre, ha dovuto cambiare totalmente, da un giorno all'altro, anche la propria alimentazione e le proprie abitudini nel mangiare e nel bere. Tutto ciò che gli era caro e che un tempo lo rendeva felice e gli dava gioia di vivere, lo sperimenta ora solo attraverso gli altri, ossia vivendo al margine degli eventi.

Il medico gli ha prescritto medicinali che egli deve prendere regolarmente. Ciò nonostante non avviene alcun miglioramento, ma, al contrario, le sue condizioni peggiorano.

A causa di questi sintomi, anche la famiglia ne risente maggiormente: i familiari e gli amici commiserano il paziente, si prendono cura di lui come possono, dato che è malato, forse addirittura gravemente, soffre e deve rinunciare a tutto ciò che gli era caro. La commiserazione e le cure dei familiari e degli amici arrivano al punto che gli consigliano di astenersi da qualsiasi attività e gli stanno vicino con dedizione e sacrificandosi. Nonostante la loro disponibilità e i loro incoraggiamenti, nel paziente si insinuano, in modo lento ma persistente, rassegnazione e disperazione. A causa della malattia, che sembra essere lunga e complicata, i familiari e gli amici si abituano a considerare malata, forse in modo inguaribile, la persona che un tempo era sana e piena di gioia di vivere. Con il passare del tempo, anche la loro disponibilità diminuisce e il paziente, il malato, si sente abbandonato. Per la famiglia, la sua malattia diviene una cosa scontata, così come è ovvio che egli debba riguardarsi e abbia bisogno di assistenza e di aiuto.

Gli amici, che inizialmente gli facevano visita ogni giorno, si presentano ora sempre più raramente e lo rendono sempre meno partecipe della loro vita. Ogni tanto, quando capita, portano con sé il loro amico malato a praticare le loro attività settimanali sportive o di svago. Tuttavia, egli vi può partecipare solo come spettatore, restando a guardarli. Il malato riconosce quindi che la sua vita lo porta su altre vie. La persona apparentemente malata, che con le proprie aspirazioni era ed è legata al mondo e ai suoi piaceri, si sente segnata dalla sorte. Si rassegna sempre più e il suo animo si adombra sempre più. Si lamenta di aver dovuto lasciare da un giorno all'altro tutto ciò che rendeva la sua vita piacevole e interessante. La delusione datagli dai suoi simili, che non gli prestano più abbastanza attenzione, lo induce a rassegnarsi ancora di più, a disperarsi e a divenire apatico.

Da questa profonda rassegnazione, che ha origine da un atteggiamento errato nei confronti della vita e da un trattamento sbagliato da parte degli altri, sorgono pensieri di invidia: egli invidia tutti per la loro salute, felicità e per i piaceri che hanno.

Dalle sensazioni e dai pensieri di invidia ha ben presto origine odio nei confronti della sua famiglia e dei suoi amici che, come egli crede, lo hanno abbandonato al suo destino. Gelosia, angoscia interiore, scoraggiamento e una lacerazione interiore logorano il suo sistema nervoso, peggiorando le condizioni della sua malattia, che all'inizio non era che un'indisposizione.

Che cosa è accaduto?

Questa persona rivolta verso il mondo non ha tenuto conto delle Leggi di Dio e non le ha ritenute importanti, ma si è affidato totalmente alla diagnosi e alle affermazioni del medico. Di conseguenza, la sua vita è cambiata da un giorno all'altro. La persona fino ad allora sana, su consiglio medico, ha dovuto cambiare subito la propria alimentazione, rinunciare alle attività sportive e di svago e assumere medicinali secondo indicazioni ben precise. Il motore che prima funzionava a pieno regime, ossia il corpo umano che veniva sfruttato al massimo con lo sport competitivo, con un'alimentazione eccessiva, con alcol e nicotina, è stato messo a riposo da un giorno all'altro a seguito della diagnosi fatta dal medico. In tal modo, la cosiddetta malattia avrebbe dovuto essere fermata e guarita. Il medico si è basato solamente sulla propria diagnosi, senza tener conto della situazione della persona coinvolta, in particolar modo dei suoi pensieri, del suo modo di vivere e delle sue aspirazioni di prestigio che ne risultavano. Interrompendo da un momento all'altro tutte le sue abitudini, l'organismo ha subìto uno choc violento.

La macchina-uomo, funzionante a pieno regime, è stata arrestata totalmente da un momento all'altro.

Facciamo un paragone:
una macchina funzionante a pieno ritmo, per qualsiasi scopo l'uomo l'abbia costruita, non può mai essere portata improvvisamente a metà del suo regime, ma la sua prestazione deve essere diminuita gradualmente.

Allo stesso modo si dovrebbe procedere anche con il corpo fisico, che può essere paragonato a una macchina funzionante a pieno regime.

Il corpo dell'uomo è un corpo energetico, poiché tutto è energia. A causa dello choc subìto per il fatto di essere malato o sofferente e di dover lasciare da un giorno all'altro tutto ciò che rendeva piacevole la vita, l'uomo ha perso il proprio equilibrio. Il motore, ossia l'uomo, è stato improvvisamente portato a un regime ridotto. A causa dello choc di dover rinunciare a ogni cosa, egli è entrato nella sfera dei pensieri di invidia e odio, in una fase in cui ha pensato all'autodistruzione. Di conseguenza, la vibrazione del suo corpo è diminuita sempre di più. A causa di questo modo di pensare errato, egli è stato afferrato da complessi di pensieri che hanno rafforzato ancor più il suo modo di pensare negativo.

Ripeto, per una migliore comprensione: tutto si basa su vibrazioni e il simile attira sempre il simile.

I pensieri colmi di odio e autodistruttivi del paziente hanno contratto sempre più il suo sistema nervoso e quindi anche i nervi più sottili negli organi, in particolar modo quelli che erano già deboli. I pensieri negativi hanno avuto un influsso negativo sulla circolazione e sul cuore.

Dato che il ritmo fisico si è abbassato molto rapidamente e tutto il corpo è scivolato in zone a bassa vibrazione, non si è potuto ottenere un sensibile miglioramento o una guarigione, né con diversi prodotti naturali né con medicinali farmaceutici. La differenza tra la vibrazione del paziente e quella dei medicinali era troppo grande. Sia i medicinali farmaceutici che i prodotti naturali hanno avuto un effetto distruttivo sul corpo, invece di sostenerlo e guarirlo. L'effetto negativo dei medicinali si è rafforzato, ripercuotendosi anche su altri organi deboli e predisposti alla malattia. Le condizioni del paziente sono quindi peggiorate.

A causa del comportamento errato del medico e anche del paziente, ciò che inizialmente era solo un disturbo è diventato una malattia con i sintomi corrispondenti. Le sensazioni negative e i pensieri del paziente, la paura e le preoccupazioni per la propria vita, hanno contribuito in modo determinante a trasformare il disturbo iniziale in una malattia. A causa del modo di pensare, parlare e agire errato, il sistema nervoso si è contratto sempre più e ciò è accaduto anche ai nervi più sottili che passano attraverso gli organi.

Tossine prodotte dai nervi – Febbre nervosa. Un comportamento errato non solo può rendere mortale una malattia, ma viene portato con sé dall'anima nell'aldilà

I nervi fortemente contratti producono tossine che, in base alla vibrazione del corpo del singolo, compromettono altri organi predisposti oppure intossicano tutto il corpo.

Io, il Medico e Guaritore Interiore, il Cristo, vostro Redentore, chiamo queste tossine "tossine prodotte dai nervi". Esse possono influenzare e compromettere l'organismo di un uomo al punto che esso non reagisce quasi più ai prodotti naturali o ai medicinali farmaceutici.

In seguito a questa produzione di tossine da parte dei nervi, può subentrare la cosiddetta febbre nervosa, che fa vibrare tutti i nervi attraverso il sistema nervoso centrale, cosicché tutto l'organismo viene surriscaldato. I sottili tessuti del corpo possono essere compromessi dalle congestioni oppure dal calore eccessivo. Questo calore corporeo inusuale e patologico indica che il sistema nervoso è fortemente compromesso dalla pressione del conscio e del subconscio.

I sintomi esteriori sono una sudorazione eccessiva per ogni minima irritazione. Di conseguenza, la persona coinvolta espelle molti oligoelementi e il suo corpo diviene sempre più debole e predisposto a altre malattie. Questi sintomi possono anche segnalare una delle più gravi malattie che colpisce l'uomo in molti modi diversi.

Ciò che ho rivelato e rivelo dà una visione degli svariati eventi e delle situazioni che si presentano ogni momento nel mondo materiale. L'esempio citato ha dimostrato che, come conseguenza di una colpa dell'anima eventualmente minima – che è divenuta attiva durante la notte e si è presentata come disturbo nel corpo al risveglio – a causa di un modo errato di pensare, di una diagnosi e di consigli sbagliati e affrettati, può insorgere una malattia che porta all'infermità o addirittura alla morte fisica.

Dopo la morte fisica, dopo essersi staccata dal corpo, l'anima porta con sé nelle sfere astrali ciò che è rimasto in essa o che è stato addirittura rafforzato a causa di un comportamento errato. In un altro tempo o in un'altra epoca, essa può poi ritornare in questo mondo, in un altro corpo, con le stesse caratteristiche e qualità di prima.

O uomo, riconosci te stesso e sii desto! Non permettere mai che un disturbo divenga una malattia, perché lo osservi con timore e lo affermi come malattia.

In ogni incarnazione ogni uomo ha la possibilità di attivare la forza degli aspetti positivi in tutte le negatività.
Solo chi riconosce se stesso e cambia è in grado di aiutare gli altri.
Ogni cambiamento dall'ignoranza delle Leggi all'autoconoscenza e all'esperienza di se stessi avviene gradualmente

Mantieni in ogni cosa la fiducia e la fede in una potenza superiore!

Nonostante le sofferenze fisiche momentanee e le difficoltà, mantieni un sano ottimismo. Afferma il positivo in te! Afferma la salute e la forza della tua anima e del tuo corpo. Così facendo, richiami il positivo nel negativo e, con il tempo, esso prevarrà e trasformerà in positivo anche le negatività ancora attive. Se favorisci gli aspetti positivi, presenti come forza in tutte le negatività, il positivo diverrà attivo ed eliminerà il negativo, ciò che è contrario alla Legge.

L'uomo ha due possibilità: egli può convincersi di essere soggetto a una malattia e alimentarla, oppure può stimolare la guarigione e divenire sano. Entrambe le forze si trovano come predisposizione nell'anima o nell'uomo. Queste possibilità sono opportunità che ogni uomo ha in tutte le incarnazioni, fino a che l'anima sarà ridivenuta un essere spirituale e vivrà nuovamente nella patria originaria, dove la pace e l'armonia assoluta sono princìpi basilari dell'amore.

La legge di causa ed effetto agisce sia nell'anima, sia nell'uomo. Ciò che l'uomo pensa e il suo modo di vivere si manifestano negli effetti.

Chi non ha esercitato e non esercita alcun autocontrollo nella propria vita non può nemmeno riconoscere se stesso. Chi non riconosce se stesso non conosce nemmeno il prossimo e, quindi, non è neppure in grado di cambiare la propria vita.

Chi aspira a una vita positiva, chi afferma il bene e nobilita i propri sensi, conosce anche il proprio corpo e lo può guidare in modo opportuno.

Chi imita gli altri accetta tutto ciò che gli viene detto e consigliato. Per lui tutto ciò che il prossimo gli dice e che gli viene consigliato per il suo corpo è realtà.

Se un medico o uno psicologo non riconoscono se stessi, non riusciranno nemmeno a riconoscere il paziente o chi si rivolge a loro per essere aiutato. In tal caso, essi osservano solo l'apparenza, l'aspetto esteriore, senza cogliere la causa che sta effettivamente alla base. Cercheranno a tastoni nel buio, fino a che non avranno esaminato se stessi, trovando sempre più luce e chiarezza dentro di sé.

Per vivere in modo consapevole ed essere in grado di aiutare veramente il prossimo, chi desidera prestare aiuto deve prima di tutto esaminare se stesso e cambiare la propria vita, elevandola alla spiritualità. Solo allora riuscirà a riconoscere il proprio prossimo e ad aiutarlo in modo giusto.

La trasformazione che porta dall'ignoranza all'autoconoscenza e all'esperienza di se stessi non avviene da un momento all'altro, ma gradualmente, nella misura in cui il singolo controlla se stesso e realizza. Ciò porta a un totale cambiamento che giunge fino a una forma spirituale pura.

Chi riconosce se stesso cambia; la sua vita diviene gradualmente positiva e consapevole.

L'uomo è come pensa, e reagisce in base a come pensa e vive.

Con il proprio patrimonio di pensieri, che è la sua vita, egli influenza tutto il suo organismo, ogni organo e ogni cellula del proprio corpo.

Se l'uomo, fino a quel momento, non ha prestato attenzione ai propri pensieri e al proprio modo di vivere, e inizia ora a pensare in modo positivo, non può aspettarsi che il suo organismo, le cellule, gli organi, i muscoli, le ghiandole e gli ormoni si orientino diversamente da un giorno all'altro e reagiscano subito in modo positivo. E' necessario un cambiamento graduale. L'uomo rivolto verso l'esteriore non riesce dall'oggi al domani a dare un'impronta solamente positiva e altruistica al proprio modo di percepire, di pensare e di vivere.

Ogni processo di crescita è soggetto a oscillazioni; ciò lo sperimenta anche l'uomo che si distacca da un modo di pensare umano, per pensare e vivere in modo conforme alla Legge, ossia spirituale.

Pertanto, sarebbe altrettanto errato mettere a dieta l'organismo da un giorno all'altro. I gruppi di cellule si rassegnerebbero, dato che sono abituati a un altro ritmo vitale e a un'alimentazione diversa. Questo comportamento errato si ripercuoterebbe in modo negativo nell'uomo, provocando, per esempio, stanchezza, spossatezza e svogliatezza, depressioni e, non per ultimo, aggressività. In molti casi queste conseguenze potrebbero ricadere anche sulle persone che hanno forse imposto un fardello al paziente, consigliandogli di cambiare la propria alimentazione da un giorno all'altro.

L'insoddisfazione della persona malata non si ripercuote solo sulla famiglia, ma anche sugli amici e sui conoscenti. Le persone alle quali viene sottratto tutto dall'oggi al domani serbano rancore e divengono tiranni. Nell'uomo si ribellano i gruppi di cellule, il conscio e il subconscio delle cellule, che richiedono ciò a cui sono state abituate per molto tempo. Pertanto, l'organismo dovrebbe essere rieducato in modo nuovo lentamente, senza fanatismo.

La terapia nelle cliniche cristiche di Vita Universale: orientare prudentemente l'organismo in modo nuovo – Il paziente impara a fare attenzione alle reazioni del suo corpo – Il paziente dovrebbe sostenere la terapia con i propri pensieri ed essere disposto ad accettarne le relative conseguenze

Tutte le difficoltà, i problemi e le malattie hanno una causa che si trova nell'anima. Per questo motivo, nelle cliniche cristiche di Vita Universale si attribuisce molta importanza agli aspetti spirituali. Ogni malattia ha una causa che si trova nell'anima.

Il paziente riceve un'istruzione di vita da Amici del Cristo che Io preparo tramite il Mio strumento, istruendoli su tutti i dettagli delle Leggi eterne.

Nelle cliniche cristiche, le "Case della Salute", il medico e il paziente si incontrano come fratelli. Essi si impegnano insieme a trovare la causa di una malattia, che si trova sempre nella sfera dell'anima. La fonte da cui derivano tutti i disturbi, malattie, preoccupazioni e disgrazie si trova, come rivelato, nella dimensione dell'anima.

Pertanto, al paziente che desidera guarire si consiglia, tra l'altro, di prestare più attenzione alle reazioni del corpo. Tramite gli organi sensoriali dell'uomo, il corpo, ossia l'organismo, richiede ciò che desidera o ciò di cui ha bisogno. Nella retta scuola di vita che conduce alla salute, le richieste e i desideri dei gruppi di cellule vengono esauditi solo in parte. Questo significa che se le cellule desiderano qualcosa che non è conforme alla Legge, ciò viene ridotto gradualmente. Si tratta di cambiare a poco a poco le abitudini e le consuetudini umane, trasformandole in un modo di vivere conforme alla Legge.

Nelle cliniche cristiche, le "Case della Salute", si presta molta attenzione alle reazioni delle cellule e degli organi.

Le cellule e gli organi danno segnali attraverso gli organi sensoriali, comunicando all'uomo desto di che cosa hanno bisogno.

L'organismo segnala quindi tramite i sensi, per esempio, di quali sostanze ricostituenti ha bisogno per creare dall'interiore i presupposti necessari per una guarigione. Perciò, questo metodo di guarigione si chiamerà "La guarigione tramite lo Spirito, Dio".

Il corpo si predispone da sé alla guarigione tramite lo Spirito, se l'uomo osserva i segnali del proprio organismo.

Se lo Spirito, l'anima e il corpo sono ampiamente in sintonia, potrà avvenire la guarigione tramite lo Spirito, Dio.

Se l'uomo riduce il consumo di generi voluttuari – che in genere intossicano il corpo, perché contraggono i nervi, i quali emettono di conseguenza tossine – e si sforza di pensare in modo positivo, cioè divino, non ignorerà i segnali del corpo. Farà quindi avere all'organismo ciò di cui esso ha bisogno per prepararsi alla guarigione tramite lo Spirito.

I medici, che Io chiamo anche "apostoli della salute", cercano di disintossicare il corpo di chi desidera guarire, prima di prescrivere i prodotti naturali necessari. Infatti, se il sistema nervoso è contratto e il corpo presenta un'acidità eccessiva ed è intossicato dalle tossine prodotte dai nervi, quasi non è in grado di assorbire e utilizzare l'effetto dei prodotti naturali. In tal caso, questi lasciano il corpo senza aver prodotto alcun effetto positivo nell'organismo.

Pertanto, i medici in Vita Universale effettuano una lenta riprogrammazione dell'organismo che comprende la disintossicazione e l'abbassamento dell'iperacidità. Essi cercano, quindi, di trattare e stimolare i gruppi di cellule, in modo che essi diano i segnali corrispondenti affinché il paziente possa sperimentare da sé ciò che gli fa bene o male.

Solo quando il corpo reagisce si può dedurre che i gruppi di cellule e gli organi siano pronti per poter collaborare da parte loro alla guarigione. Solo allora l'organismo apprezza un'alimentazione corretta e sana e sa anche come utilizzarla in modo che gli organi malati ne possano trarre le sostanze necessarie. Lo stesso vale per i medicinali naturali: un organismo attivo utilizza in modo giusto sia il cibo sia i medicinali.

Per preparare il corpo alla guarigione spirituale esiste una terapia molto vasta che Io, lo Spirito del Cristo, spiego solo in modo generico nella presente rivelazione. I medici cristici vengono da Me istruiti su tutti i dettagli della guarigione spirituale, per servire tutti gli uomini che sono disposti a sostenere la terapia, collaborando con i propri pensieri e con il richiamo degli organi e affermando la guarigione.

Ogni organismo vivente si manifesta nel modo in cui è stato programmato. Se il programma che gli è stato immesso è errato, esso deve essere trasformato lentamente e con cautela in un programma positivo. Ciò significa che l'uomo deve affermare e condurre una vita positiva.

Questo metodo di guarigione profondo e apparentemente nuovo per gli uomini della nuova epoca proviene dall'eterna verità; esso è stato solo ricoperto dall'intelletto e da vane illusioni.

L'armonia apporta salute.
Ulteriori aspetti sulle tossine
prodotte dai nervi

Riconoscete: i nervi sono elementi importanti del corpo umano. Se, fin dall'inizio del trattamento, si dà loro più importanza, l'intero organismo riceve il primo impulso a collaborare in modo positivo. L'uomo si rilassa ed è disposto a cambiare in modo positivo l'ambiente in cui è vissuto fino a quel momento e che lo ha segnato, e a trarne le relative conseguenze.

Il sistema nervoso viene compromesso soprattutto da un errato modo di pensare, ma anche da un'alimentazione sbagliata. Anche un'eccessiva quantità di cibo sovraccarica il sistema nervoso: esso si contrae e, con il tempo, secerne tossine che intossicano tutto l'organismo, se non vengono riconosciute in tempo e se il corpo non viene disintossicato e depurato per togliere l'acidità.

Le tossine prodotte dai nervi provocano anche paralisi. Se i nervi restano a lungo contratti e l'uomo non vive in modo sano, ma fa un largo consumo di carne, pesce, nicotina, alcol e altre cose del genere, possono presentarsi sintomi di paralisi di diversa intensità.

Anche la sclerosi e i depositi nei vasi sanguigni possono essere provocati da una costante tensione dei nervi, i quali secernono a loro volta tossine.

Queste tossine possono avere un effetto negativo anche sui medicinali e sui prodotti naturali che si assumono, alterando le caratteristiche delle sostanze vegetali e farmaceutiche e provocando quindi effetti collaterali.

L'uomo parla anche dei cosiddetti "veleni dell'anima", ponendo tuttavia la dimensione dell'anima sullo stesso piano del sistema nervoso. L'anima, ovvero il corpo spirituale incolpato che dimora nell'uomo, non secerne tossine. Tuttavia, in essa vengono memorizzate le cause poste dall'uomo, che si manifestano nel corpo come effetti.

Per guarire e per restare sano, l'uomo dovrebbe aspirare a raggiungere l'armonia su di sé, in sé e nell'ambiente circostante. L'armonia apporta salute.

Aiutare nel modo giusto, senza danneggiare se stessi o costringere gli altri. L'uomo è l'artefice del proprio destino

L'uomo dovrebbe amministrare bene anche le proprie forze. Per esempio, con un modo di pensare, parlare e agire errato, e soprattutto parlando molto e dicendo molte cose futili, l'uomo sottrae all'organismo più forza che non con molte ore di lavoro pesante, svolto in modo concentrato.

Chi fa propri i problemi e le preoccupazioni del prossimo, riflettendo sul suo comportamento, parlandone per ore con lui ed eventualmente arrabbiandosi perché esso continua a rinfrescare le vecchie difficoltà e i problemi, apre le proprie porte alle vibrazioni dei problemi del prossimo, facendole sue. Ciò avviene perché egli si irrita per il fatto che il prossimo continua a parlare delle stesse preoccupazioni e degli stessi problemi.

Le cause per cui gli uomini continuano a parlare delle proprie preoccupazioni e problemi possono essere diverse: qualcuno, per esempio, lo fa per darsi importanza, mentre altri vogliono essere commiserati.

Non è nella Legge stare ad ascoltare continuamente gli stessi problemi, parlandone con la persona carica di difficoltà. Infatti, a chi ascolta vengono sottratte forze, le ripetizioni logorano il suo sistema nervoso e quindi, se egli è debole, ciò può provocare in lui un disturbo o addirittura una malattia.

Pertanto, in queste circostanze, può succedere che la persona che desiderava aiutare l'altro e che ha prestato continuamente ascolto agli stessi problemi si ritrovi nella situazione in cui il suo stesso sistema nervoso si contrae e secerne tossine che si ripercuotono sul suo organismo e che possono provocare una malattia.

Ogni uomo ha il compito di aiutare il prossimo e di servirlo nella misura del possibile, in base alla propria crescita interiore e alle proprie possibilità esteriori.

Tuttavia, non esiste un comandamento spirituale per il quale un uomo debba continuamente prestare ascolto alle difficoltà e ai problemi dei suoi simili. Chi continua a parlare delle stesse preoccupazioni e problemi non li vuole in fondo affrontare per superarli, ma vuole vantarsi, rivalutarsi o farsi commiserare con essi.

Chi è altruisticamente al servizio degli altri è protetto da qualsiasi attacco. Tuttavia, anche a lui è comandato di amministrare bene le forze della propria anima e del proprio corpo.

Chi, invece, serve gli altri per ambizione, per ricevere lode e riconoscimento, abusando quindi delle forze della propria anima e del proprio corpo, ne soffrirà.

Chi presta continuamente ascolto alle preoccupazioni e ai problemi del suo prossimo e si inquieta e si agita a causa di essi, senza invitare la persona a lasciare le cose passate e contrarie alla Legge o a sistemarle, si contagia con le difficoltà della persona gravata di problemi.

La Legge dice inoltre: aiuta il tuo prossimo secondo scienza e coscienza, in parola e in azione, tuttavia non imporgli il tuo aiuto e non costringerlo ad accettare ciò che tu credi sia giusto per lui.

Se il tuo prossimo non è disposto a seguire il tuo buon consiglio e ad accettare il tuo aiuto, se vuole solamente darsi importanza, lascialo stare, ma non rifiutarlo. Se gli hai spiegato la sua situazione in base alle Leggi della vita ed egli non vuole accettare una spiegazione e un aiuto conforme alla Legge, allora taci e prega ancora di più per lui.

Chiunque realizza le eterne Leggi nella propria vita ha il compito di spiegare al prossimo la legge di causa ed effetto, ossia che dovrebbe rimettere tutto ciò che è umano, tutto ciò che lo occupa – ossia preoccupazioni, sofferenze, problemi, disturbi e malattie – all'eterno Spirito, al Medico e Guaritore Interiore, lasciandoli nelle Sue mani.

Chi conosce le Leggi dovrebbe dare spiegazioni alla persona in cerca di aiuto anche in merito al perdono e al chiedere perdono, affinché essa possa riconoscere se stessa.

Ogni anima e anche ogni uomo hanno ricevuto il libero arbitrio come eredità dall'Altissimo. Pertanto, non costringere il tuo prossimo a fare la tua volontà. Ogni uomo dovrebbe riconoscere che la sua vita è determinata dal suo stesso modo di pensare e di agire.

Riconoscete: il presente dell'uomo è il suo domani.

Ciò significa che ciò che egli compie di buono, meno buono o addirittura contrario alla Legge determina il suo futuro, la sua futura vita terrena oppure anche la sua vita come anima nelle sfere di purificazione.

Ogni minuto è prezioso per l'uomo. Perciò, o uomo, sfrutta ogni attimo, ogni minuto!

L'anima si trova in veste terrena per imparare a vivere in modo conforme alla Legge. Chi non vive in modo conforme alla Legge, ossia chi non nobilita il proprio modo di pensare, le proprie aspirazioni, non impara nemmeno a pensare, a parlare e ad agire in modo divino: la sua vita è solamente un vegetare. Egli spreca il tempo e le forze di questa esistenza.

Ogni uomo è il fabbro che forgia il proprio destino. L'incudine è costituita dalle rispondenze nell'anima e nell'uomo: i sentimenti, le tendenze, i desideri e il volere.

Sull'incudine, ossia sulle rispondenze, possono essere poste ulteriori tendenze, inclinazioni, passioni, sensazioni, pensieri, parole e opere, in base al modo di pensare, parlare e agire dell'uomo. Ogni uomo, quindi, è il fabbro che forgia la propria sorte e l'artefice della propria vita.

Chi vive con il mondo è anche in balìa di questo mondo. E' una marionetta dei propri pensieri e desideri e anche dei pensieri e dei desideri dei suoi simili.

L'uomo dovrà restare nelle paludi che lui stesso si è creato fino a che non riconoscerà se stesso e giungerà alla realizzazione, risvegliandosi a una spiritualità superiore.

La differenza tra Redentore e Consolatore

Chi vive in Me, l'Onnipotenza, riceverà consolazione, salvezza e redenzione, poiché Io non sono solo il Redentore di tutte le anime e di tutti gli uomini, ma anche il Consolatore nella sofferenza, nel dolore e nelle pene. Il Consolatore e il Redentore sono due forze in un'unica forza in Me, la forza del Cristo.

La Forza Parziale della Forza Primordiale è la forza della redenzione, dalla quale scaturisce anche la forza consolatrice, che dona conforto e aiuto all'anima sofferente e all'uomo asservito.

La forza redentrice libera da legami, opinioni, concetti, filosofie e schemi la persona di buona volontà e che si rivolge a Me. Essa eleva l'anima risvegliata, che anela verso Dio, fino alla Forza Primordiale e la riconduce, passo per passo, nel grembo di Dio.

La forza consolatrice è destinata all'anima ancora debole e legata e all'uomo che, nonostante gli ammonimenti e le spiegazioni spirituali, non si risveglia e non sente l'anelito verso Dio. Si tratta di anime e uomini che, a causa delle loro colpe, sono ancora troppo deboli per riconoscere e comprendere la verità e fare quindi il primo passo verso di Me.

La forza consolatrice dona conforto e aiuto all'anima indebolita, all'uomo malato, sofferente e segnato dalla sorte. Essa dona forza per sopportare il proprio destino, apporta sollievo all'anima e all'uomo e rischiara il loro animo. Dona continuamente nuova speranza all'anima asservita e all'uomo sofferente.

Il meraviglioso amore divino del Padre opera in molti modi tramite Me, Suo Figlio, che, in veste di Gesù di Nazareth, personificai la Misericordia di Dio.

La forza consolatrice opera anche in tutte le anime e in tutti gli uomini che devono soffrire a causa dell'effetto di una grave colpa dell'anima che ancora non può essere trasformata, perché è ancora necessaria affinché l'anima si sviluppi e maturi spiritualmente.

La forza del Consolatore viene donata anche alle anime che ritornano continuamente sullo stesso livello di coscienza, in questa o in altre vite terrene, per scontare una grave colpa. Sono anime in veste terrena che, nel corso di numerose incarnazioni, scontano sempre la stessa colpa dell'anima, di cui si sono caricate in una delle loro esistenze precedenti.

Può succedere che, in base alla sua intensità, una colpa grave dell'anima non possa essere espiata in una sola vita terrena, perché le forze fisiche non sarebbero sufficienti per farlo. Ciò significa che l'uomo non sarebbe in grado di scontare la colpa in una sola volta.

Se la forza consolatrice e di salvezza racchiusa nella forza redentrice non fosse di aiuto alle anime e agli uomini ancora deboli, molti non sarebbero in grado di sopportare il proprio destino.

Dio è amore. Tutti gli uomini e tutte le anime ricevono amore in base al loro sviluppo e alla loro maturità spirituale.

La corrente parziale proveniente dalla forza redentrice, la forza di consolazione e guarigione, non stimola ancora direttamente l'evoluzione nell'anima e nell'uomo, ma sostiene, conforta, aiuta e guarisce, affinché l'anima debole e l'uomo sofferente possano rafforzarsi per poter poi percorrere la via evolutiva.

Quando le catene della grande colpa dell'anima si sciolgono e nell'anima e nell'uomo inizia a germogliare la vita spirituale, allora interviene in modo più intenso la forza che redime ed eleva e che conduce l'anima e l'uomo a una spiritualità superiore.

Una grave colpa dell'anima può anche essere il risultato di più vite terrene, nelle quali l'uomo ha commesso continuamente gli stessi errori. Essa deve eventualmente essere scontata poco alla volta nel corso di più incarnazioni. Le anime e gli uomini che si trovano ancora sotto questi effetti non faranno grandi progressi sulla via evolutiva in questo periodo.

Le colpe dell'anima e dell'uomo possono essere trasformate e sciolte da Me, lo Spirito del Cristo, solo se l'anima e l'uomo, tramite l'esperienza di se stessi e l'autoconoscenza, sono disposti a pentirsi, a perdonare, a crescere e a maturare spiritualmente, realizzando le sacre Leggi.

Solo quando gli errori, le debolezze e i peccati di un tempo, che sono stati ripetutamente commessi, non vengono più compiuti, l'anima e l'uomo percorrono la via dell'evoluzione spirituale.

Dato che molti uomini sono ostinati e inflessibili, devono sopportare pesantemente i fardelli di cui si sono caricati da sé.

Il Consolatore, lo Spirito Santo, è anche il Redentore, lo Spirito del Cristo, che agisce in molti modi diversi per aiutare le anime e gli uomini, per assisterli e condurli in Patria.

Io Sono in Dio, Mio Padre, questa forza che consola, aiuta, guarisce e redime.

Io Sono.

Indicazioni date dall'amore e dalla sapienza divini per gli uomini dello Spirito

In tutto ciò che esiste, in tutto ciò che vive, c'è lo Spirito.

L'eterno Spirito, la Vita assoluta, è anche il Consolatore, il Guaritore e Redentore di ogni anima e di ogni uomo.

La vita divina opera in modo indiretto nell'uomo che è ancora legato alla ruota della rinascita, a causa delle colpe dell'anima che non sono ancora state estinte.

L'eterno Spirito è armonia.

L'armonia si esprime in colori, forme, suoni, profumi, movimenti e in parole. Quanto più l'anima e l'uomo vivono in sintonia con Dio, tanto più sottile è l'irradiazione dell'anima e del corpo. La vita di una tale persona si esprime poi nell'equilibrio del suo animo, nella scelta di colori e forme armoniose per il suo abbigliamento, in profumi delicati e discreti, in movimenti aggraziati ed estetici e anche nel suo linguaggio spirituale che crea un collegamento altruistico. Una tale persona è quindi in armonia.

Il campo di vibrazione dell'anima e dell'uomo è costituito dalle sensazioni, dai pensieri, dalle parole e dalle azioni di cui l'anima si è caricata nel corso delle sue incarnazioni, ossia delle sue vite terrene, e che ha quindi acquisito in sé.

Fino a che tutte le ombre nell'anima e nell'uomo non sono state scontate, il viandante in cammino verso l'Assoluto sperimenta alti e bassi, gioia e sofferenze, adombramento spirituale e illuminazione.

Questi alti e bassi nella vita di una persona, le grandi oscillazioni tra gioia e sofferenza, tra depressione e speranza, indicano che essa si trova ancora sotto l'influsso degli astri e del proprio ambiente. Quanto più si riducono l'intensità e la frequenza di queste oscillazioni, degli alti e bassi, tanto più liberi e luminosi divengono l'anima e l'uomo.

L'uomo deve nobilitare i propri pensieri, i propri moti e le proprie tendenze e affinare i propri sensi, per crescere spiritualmente e per maturare. Senza l'autocontrollo, l'anima e l'uomo vegetano solamente, senza sfruttare il tempo prezioso, senza rispettare le eterne Leggi, ma vivendo ciecamente nell'ombra del loro ego.

Il libero arbitrio donato da Dio significa che Io, tuo Redentore, Servo e Aiutante, ti posso assistere e posso liberarti dai tuoi mali solo se tu ti rivolgi a Me. Le preghiere espresse solo con le labbra non sono sufficienti; solo la preghiera del cuore e la trasformazione dagli aspetti umani a quelli spirituali nel proprio modo di pensare, vivere e agire portano frutti. Senza uno sforzo personale non è possibile realizzare e adempiere le sacre Leggi, né percorrere la via che conduce al Regno Interiore.

Ripeto per una migliore comprensione: ciò che penetra nell'uomo, ciò che lo irrita, corrisponde al suo essere, è lui stesso.

Tuttavia, chi desidera rendere spirituale la propria vita e uscire dal campo di vibrazione degli influssi negativi – ossia dal campo magnetico dei pensieri, dei sentimenti e della volontà umana – per essere rafforzato e ricevere guarigione e redenzione per l'anima e il corpo dovrebbe tener presente quanto segue: ogni pensiero inutile, privo di scopo, con il quale si rimugina, e ogni parola futile sono forza sprecata.

Chi non ha sotto controllo la propria vita, il proprio modo di pensare e di agire, accresce e rafforza il proprio campo di vibrazione negativo e scivola eventualmente – a seconda delle traiettorie di pensiero seguite dal corso della sua vita – in sfere di vibrazione ancora più basse. Lì, egli ingrandisce le colpe della propria anima, fino a che questo campo di vibrazione diviene attivo e ricade su di lui sotto forma di una malattia o di una disgrazia.

Quando l'anima comincia a staccarsi dalla ruota della rinascita e l'uomo ha espiato ampiamente tutte le colpe spirituali, grazie a una vita orientata su Dio e sulle eterne Leggi e con la Mia grazia, egli diviene libero, armonioso e spiritualmente equilibrato. Queste persone hanno un rapporto positivo con il prossimo, con le cose e gli eventi, e sanno di essere protette nel grembo della Divinità.

Gli uomini dello Spirito conoscono la legge di causa ed effetto. In molti casi, a seguito del loro modo di pensare e agire errato, hanno dovuto sopportare molte cose, rendendosi così conto che l'uomo raccoglierà ciò che semina.

Sulla base delle lezioni che essi stessi hanno sperimentato, attraverso ciò che hanno seminato e raccolto, sono divenuti saggi. Non imitano più gli altri. Anche se soppesano, ponderando ciò che è vero o falso, e ascoltano le argomentazioni, le obiezioni e i consigli dei propri simili e sanno come valutarli, non ne vengono contagiati. Non si irritano e non ribattono con argomentazioni contrarie alla Legge e con espressioni ciniche, ma danno una risposta che proviene dall'eterna Legge.

Gli uomini dello Spirito replicano alle espressioni umane, al cinismo e ad altre cose del genere, solo nel caso sia necessario rettificare qualche cosa, tuttavia non si difenderanno. Essi fanno, però, obiezioni pertinenti che inducono il prossimo a riflettere, senza tuttavia ferirlo.

Gli uomini dello Spirito hanno una sensibilità molto fine, perché non pensano più a se stessi, dato che sono liberi da pensieri e desideri negativi.

La libertà e l'unità con il Divino danno loro la possibilità di considerare le cose e gli eventi come sono veramente e non come appaiono. E' l'apparenza che inganna, ma non l'Essere.

Essi attingono alla loro coscienza spirituale dischiusa e assisteranno quindi il loro prossimo con consigli e azioni solo nella misura in cui questi è in grado di comprendere il loro aiuto e di accettarlo in modo giusto. Essi trovano la giusta misura per ognuno ed esprimono solo ciò che è necessario e conforme alla Legge, senza andare oltre la capacità di comprensione del loro prossimo.

La persona spirituale presterà ascolto ai consigli benintenzionati che il prossimo gli dà solo se essi corrispondono alla Legge. Ella non vuole saperne di più del prossimo. Ringrazia per il consiglio ben intenzionato, tuttavia non lo tiene in considerazione se, in base alla propria evoluzione spirituale, ha riconosciuto che il consiglio non corrisponde all'eterna Legge.

Non dovrebbe nemmeno parlare con altre persone dei consigli che ha ricevuto dai propri simili. Infatti, ciò che il prossimo gli confida o trasmette riguarda solo Dio e Suo figlio e non una seconda o terza persona, a meno che non sia necessario parlarne per chiarire una situazione.

In merito al timore e al perdono

Queste piccole e grandi osservazioni, istruzioni e indicazioni che vi vengono donate da Me, lo Spirito del Cristo, sono aspetti della Legge provenienti dall'amore e dalla sapienza divini. Chi li osserva e vive in base ad essi trova la chiave che apre la porta della vita, che Io Sono.

Chi pensa e agisce in modo conforme alle Leggi diviene un portatore di energia della vita divina.

Finché l'uomo si occupa di cose futili con i propri pensieri, ne parla in modo dettagliato e giunge addirittura ad arrabbiarsi muove solamente le proprie rispondenze nel proprio interiore, ossia il proprio ego. Questi segni indicano che la guida divina avviene in modo indiretto.

Le persone che si occupano di se stesse, che parlano molto di se stesse e pensano ai propri interessi si trovano ancora nella legge causale. Esse vengono guidate in modo indiretto dall'eterna Legge, tramite l'irradiazione degli astri. Ciò che irrita l'uomo si trova sempre dentro di lui nella stessa forma o in forma analoga.

Ciò che è infimo non possiede alcuna forza in se stesso, a meno che l'uomo non gli conferisca energia con il suo modo di pensare e di agire errato, dato che i pensieri, le parole e le azioni sono energie.

Molte persone temono malattie e disgrazie. Il timore, così come ogni pensiero, ogni parola e ogni azione, è forza magnetica. L'uomo attira ciò che teme e ciò che lo occupa in pensieri e parole.

Il timore e ogni pensiero, ogni parola e ogni azione hanno una propria causa.

Una causa della paura può essere, per esempio, il fatto che si nascondono cose e fatti: il prossimo non deve sapere che cosa avviene in colui che ha paura. Chi ha paura vuole trattenere o nascondere qualcosa.

La paura può anche risalire a insuccessi, disgrazie, preoccupazioni, sofferenze, delusioni e discordie del passato, che la persona piena di timore non ha ancora superato o che non ha perdonato al suo prossimo. Chi ha paura teme che gli possano capitare di nuovo le stesse cose o cose analoghe.

La paura può anche provenire dagli involucri dell'anima, nei quali si trovano colpe che non sono ancora state superate. Tuttavia, chi ha timori non dovrebbe metterli da parte, dicendo che potrebbero risalire a vite precedenti. Infatti, la vita del singolo è un unico insieme e non esiste alcuna separazione tra qui e là, tra il passato ancora gravato di colpe e il presente. Il passato influisce infatti sul presente, se ci sono cose che devono ancora essere sistemate.

Il timore in se stesso può anche essere un segno che dimostra che il passato, ossia ciò che non è stato espiato, viene alla luce e ora dovrebbe essere sistemato.

La paura non è altro che un complesso di pensieri, nel quale si possono eventualmente esprimere invidia, avidità e gelosia. Questi pensieri, parole e opere che non sono ancora state espiati e che sono forse avvenuti in vite passate toccano ora l'anima e l'uomo in questa esistenza terrena. Essi vogliono fargli presente che dovrebbe sistemare ciò che si presenta.

Il timore, i rimorsi di coscienza o i pensieri negativi possono essere, spesso, ammonimenti che stimolano l'uomo a sistemare ciò che ha riconosciuto. Chi riconosce e accetta questi ammonimenti, chi sistema ciò che ha riconosciuto, procede sulla via che conduce a Dio e non dovrà più subire o sopportare molte cose.

Quando si chiede perdono al prossimo o a un'anima, ciò dovrebbe avvenire tramite Me, il Cristo, il Redentore di tutti gli uomini e di tutte le anime. In tal modo, chi chiede perdono è allo stesso tempo protetto e non può essere influenzato dalle anime alle quali viene chiesto perdono, dato che egli si trova sotto la protezione spirituale.

Anche l'angelo custode può toccare l'uomo e presentarsi come ammonitore, quando l'uomo pensa e parla in modo errato oppure dà indicazioni e compie azioni che non sono conformi alla Legge. Chi è desto reagisce subito.

Non sempre l'uomo sa perché dovrebbe chiedere perdono o perdonare. Sono impulsi che penetrano nel mondo delle sue sensazioni e lo toccano, cosicché egli percepisce improvvisamente: "Dovrei chiedere perdono o perdonare, tuttavia non so a chi e perché dovrei chiedere perdono o perdonare." La persona desta lo farà tramite Me, il Cristo, trovando così la libertà interiore e la pace.

Chi conosce questi aspetti della Legge riconoscerà i segnali che si fanno sentire nel mondo delle sue sensazioni. Indipendentemente dal fatto che conosca o meno la persona coinvolta, nei confronti della quale egli ha commesso un'ingiustizia o che si è comportata in modo errato verso di lui, non chiederà se si tratta di anime o di uomini che hanno vissuto insieme a lui in questa vita o in quelle precedenti, e che egli ha ferito, maltrattato o insultato oppure che hanno ferito, maltrattato e insultato lui. Chi sente che dovrebbe chiedere perdono o perdonare non dovrebbe fare differenze a seconda se conosce o meno la persona coinvolta. Dovrebbe far fluire nell'universo la richiesta di perdono dall'interiore attraverso Me, il Cristo, oppure perdonare tramite Me.

Io Sono la Via, la Verità e la Vita. Chi esprime la propria richiesta di perdono o perdona tramite Me, il

Cristo, può essere certo che la sua richiesta giungerà a destinazione nel momento giusto, sciogliendo tutto ciò che è legato.

Chiedi perdono al tuo prossimo di tutto cuore e perdona anche tu. Infatti, una colpa o una causa non si trovano mai da una parte sola. Se il tuo prossimo ti ha fatto un torto, perdonalo, senza chiedere se anche chi era altrettanto coinvolto nella causa ti ha già perdonato. In questo modo l'anima si purifica e può ricevere più luce e spiritualità. In tal modo, l'anima e l'uomo divengono buoni, colmi di amore e comprensivi.

Ciò che influisce quindi sull'uomo dall'esterno o dall'interiore, provocando in lui inquietudine e aggressività, è una caratteristica dell'ego umano, poiché il simile mette sempre in moto qualcosa di simile.

Il periodo di carenza

L'amore di Dio fluisce in molti modi in questo mondo e ciò vale anche per il periodo di carenza per i Suoi figli che viene chiamato anche periodo di grazia.

Esso viene concesso all'uomo che anela a una vita conforme alla volontà di Dio, che si sforza continuamente di realizzare le eterne Leggi. Il periodo di grazia più intensa sostiene i primi piccoli e grandi passi dell'anima e dell'uomo sulla via verso la perfezione.

Tuttavia, il periodo di carenza è limitato. Esso è attivo e protegge l'uomo fino a quando egli ha fatto i primi passi stabili sulla via che conduce a Dio, la vita. Quando la persona protetta è ampiamente orientata sulla meta di pensare e di vivere in modo divino, grazie alla propria realizzazione, il periodo di grazia, ossia la grazia intensificata, si ritira lentamente. Il viandante in cammino verso la meta, verso Dio, riceve ancora energia dalla forza universale, affinché possa riconoscere ulteriori aspetti di se stesso, pentirsi dei propri errori e deporli, tuttavia egli non è più avvolto dall'involucro protettivo del periodo di carenza.

Durante questo periodo, sia la forza interiore, lo Spirito Santo, sia l'angelo custode cercano di ammonire la persona tramite impulsi interiori o guidandola tramite seconde o terze persone, affinché si comporti in modo spiritualmente corretto.

Lo Spirito di Dio e l'angelo custode divengono più attivi tramite la coscienza che svolge la sua funzione tramite determinate cellule cerebrali e anche tramite cellule del sistema nervoso.

Tuttavia, se l'uomo tiene conto solo per poco tempo dell'impulso di risveglio proveniente dal Divino, se accetta gli insegnamenti conformi alla Legge e la guida solo per poco tempo, oppure si limita ad ascoltarli e si rivolge poi di nuovo al mondo con tutte le sue abitudini e vizi, allora la protezione più intensa si ritira.

Con il suo comportamento, l'uomo rifiuta l'aiuto di Dio. Ciò non significa comunque che anche Dio ritiri la Sua mano da Suo figlio. Dio continua a guidarlo, tuttavia l'aiuto per fare i primi passi nello Spirito, la protezione più intensa, si ritira. Lo Spirito rispetta il libero arbitrio dei Suoi figli.

L'effetto salutare dell'acqua

Tutto è energia.

Come i pensieri agiscono in te e su di te ed edificano ed armonizzano il tuo sistema nervoso, il piano di risonanza del tuo corpo, oppure lo contraggono e provocano dissonanze, così anche l'acqua può agire in te e su di te armonizzandoti oppure provocando disarmonia in te e su di te.

Come i pensieri fluiscono nel tuo interiore o fuoriescono da te, anche un getto d'acqua diretto sul tuo sistema nervoso può agire su di te.

L'acqua è l'elemento motore che ti porta a una vibrazione superiore e armonizza il tuo sistema nervoso; in tal modo vieni stimolato a pensare in modo positivo. Tuttavia, anche tu devi fare la tua parte, lasciando ciò che ti occupa e rimettendolo a Me oppure, a seconda della colpa, sistemandolo e mettendolo in ordine.

Un getto d'acqua non troppo calda, che corrisponde al calore del tuo corpo, può eliminare molte cose nell'esteriore e stabilizzare e caricare in modo positivo il tuo campo magnetico, l'aura.

Quindi, se il getto d'acqua viene posto e applicato in modo giusto, l'acqua magnetizza e dinamizza il corpo e rilassa il sistema nervoso, che porta in sé e attorno a sé la forza vitale.

Se il tuo corpo è contratto e sei inquieto, fai scorrere per alcuni minuti, o più a lungo, un getto d'acqua calda lungo la schiena. Poni il getto d'acqua ben calda sulla nuca e rilassati, allontanando dalla tua coscienza tutte le sensazioni e i pensieri infimi, tutto ciò che la giornata ti ha portato, rendendoti irrequieto. Sostituisci i pensieri di preoccupazione con pensieri ad alta vibrazione di pace, di gioia, di unità con Me, tuo Signore e Dio.

Se non riesci a entrare in armonia, ascolta una musica armoniosa e rilassante, mentre fai scorrere l'acqua dalla nuca lungo il sistema nervoso.

Procedendo in questo modo vengono stimolate sia la circolazione sia la forza spirituale nel corpo, nei nervi e nelle cellule.

Riconosci: la circolazione del sangue funziona bene solo se il sistema nervoso è rilassato e le forze dello Spirito possono scorrere più intensamente.

Le docce molto fredde non sono conformi alla Legge. Esse non rilassano e non armonizzano, ma contraggono l'organismo e provocano tensioni e disturbi anche nei tessuti nervosi e nei legamenti che possono prima o poi provocare disturbi nervosi o altre cause ed effetti nel corpo. Come già rivelato, l'uomo non dovrebbe nemmeno bere bevande molto fredde, poiché esse non fanno bene all'organismo.

Si dovrebbe anche evitare di entrare nell'acqua fredda con un corpo surriscaldato. Molti sanno che questo choc può provocare un arresto cardiaco. Lo stesso vale per un getto d'acqua o per una doccia troppo fredda.

Quindi non sottoporre il tuo corpo a uno choc, dato che ogni choc provoca una contrazione nel sistema nervoso. Se impiegata nel modo giusto, l'acqua può agire in modo rilassante e salutare sull'organismo.

L'impiego dell'acqua come terapia può essere salutare non solo per l'organismo, ma può anche sciogliere tensioni nell'anima, in modo che la forza spirituale possa fluire più intensamente, apportando sollievo e guarigione. Tuttavia, tutto deve avvenire nella giusta misura.

Come l'acqua molto fredda provoca tensioni, anche l'acqua troppo calda può compromettere il sistema nervoso e, con il tempo, indebolire i vasi sanguigni.

Dopo una terapia con l'acqua, entra nel silenzio e lascia che le energie attive in te agiscano pienamente. Se ti è possibile, distenditi e copriti con dei panni caldi e leggeri, rimanendo rilassato, nella consapevolezza della forza interiore e nella coscienza che Io, lo Spirito, il Medico e Guaritore Interiore, opero dentro di te. Quando, dopo alcuni minuti, ti alzi dal tuo letto, ringrazia Dio, loda e glorifica il Suo nome. Così facendo, agisci in modo positivo sulle tue cellule, sugli organi e sulla circolazione sanguigna. Ciò significa che stimoli il tuo corpo, favorendo l'aumento della forza vitale dentro di te.

La terapia con l'acqua, effettuata in modo giusto, è un mezzo che aiuta e guarisce. Riconosci che, in tal modo, puoi ottenere forza e guarigione. Ciò che conta, tuttavia, è che i tuoi pensieri e i tuoi sentimenti siano presso Dio, tuo Signore, che si trova e agisce anche nell'acqua.

Un aiuto e un metodo di guarigione ancora più efficace, in una terapia con l'acqua, consiste nel richiamare i centri di coscienza con un debole getto d'acqua.

Tuttavia, questa terapia dovrebbe essere applicata solo da persone istruite e sagge, che conoscono le Leggi della vita. I medici in Vita Universale vengono istruiti in questo senso e vengono preparati da Me, in modo da favorire in molti modi l'apporto di energia al corpo energetico.

Quando questa terapia effettuata con l'acqua sui centri di coscienza viene applicata dai "medici della vita", essi conoscono il procedimento e i punti che devono essere toccati dal getto d'acqua, per rilassare il corpo con il massaggio d'acqua e apportare energia al corpo dell'anima. Anche in questo caso si stimola, attraverso il sistema nervoso, la guarigione tramite lo Spirito.

Se questo trattamento con l'acqua sui centri non viene effettuato correttamente, può eventualmente provocare più danni che apportare benefici.

Inoltre, la terapia con l'acqua deve essere accompagnata dalle forze positive dei pensieri.

La sola terapia con l'acqua non apporta un sollievo e una guarigione duraturi, ma è necessario che avvengano entrambe le cose: la terapia con l'acqua e il cambiamento del modo di pensare e di agire. L'uomo deve affermare le forze della vita che fluiscono nel suo interiore e sono attive anche nell'acqua.

Tutto è energia. Ogni raggio di forza può essere rafforzato o indebolito dalla forza dei pensieri.

Si può quindi anche caricare di più forza un getto d'acqua, che a sua volta è energia, o ridurne l'effetto, nel caso in cui i pensieri di chi desidera guarire non sono a posto. Anche in questo caso è determinante l'atteggiamento dell'uomo.

La vita, tutto l'Essere, è al servizio dell'uomo. Il sole, la luna e le stelle, tutti gli astri dell'universo materiale e immateriale portano aiuto e guida alle anime, agli uomini e agli esseri semimateriali. Essi mettono anche in movimento le predisposizioni che si trovano nelle anime incarnate, ossia negli uomini, e, anche attraverso malattie e disgrazie, stimolano l'anima e l'uomo a riconoscersi e a realizzare le Leggi di Dio. Pertanto, l'uomo è l'artefice del proprio destino e forgia la propria vita.

Chi sfrutta e applica le energie in senso positivo, per il bene dell'umanità, starà anche bene. Quindi, chi utilizza l'acqua in modo giusto, chi incrementa le forze dell'acqua con la forza dei pensieri, stimola gli atomi del proprio corpo. Con la terapia dell'acqua egli li porta a una vibrazione superiore, e da ciò può conseguire una guarigione interiore ed esteriore.

Se il potenziale di forze dell'anima e del corpo vibra a un alto livello, ossia se l'uomo ha un atteggiamento positivo, anche il potenziale energetico dell'acqua si adeguerà molto più rapidamente al corpo. In tal caso, già dopo una breve applicazione si avrà un'azione di scambio più intensa, ossia una comunicazione tra le forze dell'acqua e quelle del corpo che agisce in modo stimolante sulla struttura atomica del corpo. Se l'uomo ha un atteggiamento negativo o pessimista nei confronti della vita, l'acqua lo potrà vivificare, rinfrescare e potrà stimolare il suo organismo, tuttavia questo effetto non sarà di durata e porterà risultati limitati, dato che non agisce in profondità.

Tutte le forze dell'infinito vogliono essere al servizio dell'uomo. Le eterne forze sono la Legge, Dio.

La Legge spirituale dice: il simile attira il simile, si rafforza e provoca ciò su cui l'uomo si orienta con i propri pensieri.

*I quanti, le forze parziali spirituali,
sono i portatori spirituali di energia:
essi trasmettono la forza spirituale
alla materia, ossia agli atomi materiali*

L'atteggiamento nei confronti della vita e il comportamento dell'uomo sono decisivi per l'anima, che si magnetizza in base al modo di pensare e di vivere dell'uomo. Quindi, ciò che l'uomo pensa e dice e il suo modo di agire vengono registrati dall'anima.

Sia l'anima che l'uomo sono costituiti da atomi. L'anima è costituita da atomi spirituali e l'uomo da atomi materiali. Tuttavia, l'energia spirituale si irradia nella materia, ossia nella forza trasformata a un livello inferiore. Ciò avviene tramite i cosiddetti quanti.

I quanti sono forze parziali spirituali e costituiscono gli elementi per la vita materiale. Attraverso queste forze parziali spirituali, ossia i quanti, la forza spirituale fluisce nel corpo fisico. Tuttavia, entra prima in azione ciò che Io chiamo i sub-quanti, che fanno fluire la forza spirituale nei quanti. L'uomo non è in grado di vederli, dato che essi sono la sostanza puramente spirituale dell'atomo materiale.

L'atomo materiale dipende dalla forza spirituale, costituita da atomi spirituali. I sub-quanti sono atomi spirituali che giungono fin nella materia. Le forze parziali spirituali, ossia i quanti, si presentano a volte come forza spirituale pura e a volte di nuovo come energia trasformata a un livello inferiore, ossia quale materia, a seconda dell'atteggiamento dell'uomo nei confronti della vita e del suo comportamento. Ciò vale anche per i quanti in tutte le forme materiali: come l'uomo pensa e agisce, così influisce sull'ambiente circostante.

La forza spirituale affluisce nell'organismo dell'uomo nel modo seguente:

le forze parziali spirituali, ossia i quanti, dipendono dalla forza spirituale assoluta, dalle sette forze basilari della creazione, che vengono chiamate essenze e caratteristiche di Dio. Senza la forza spirituale non può esistere nulla.

Ripeto molte volte, di proposito, che tutto è energia: ogni pensiero, ogni parola e ogni azione sono energia. Dato che nessuna energia va perduta, essa si deve far sentire nel corpo, su di esso o attorno ad esso oppure nell'atmosfera.

Di conseguenza, anche il modo di pensare, di parlare e di agire dell'uomo determina il numero e l'azione dei quanti. Pertanto, è l'uomo stesso che determina l'intensità e il numero delle forze parziali spirituali, ossia dei quanti. Perciò, negli atomi materiali dell'organismo umano può essere presente e attivo un gran numero di forze parziali spirituali oppure solo una piccola quantità.

Come già rivelato, il modo di pensare, parlare e agire dell'uomo è determinante: se egli è molto orientato verso la materia, ossia se il suo atteggiamento verso la vita e le sue abitudini sono rivolti solo verso la materia, se i suoi pensieri sono negativi, di invidia, di astio, se l'uomo è litigioso e geloso ed è in lite con il proprio prossimo, tutti questi aspetti umani influiscono sulla formazione e sull'attività dei quanti.

Se la vita dell'uomo è orientata sulla materia, l'attività delle forze parziali spirituali, i quanti, è minima. Sono attive solo poche forze parziali spirituali, e i quanti attivi sono per la maggior parte visibili, ossia materiali.

Quanto più un uomo è pervaso dallo Spirito, ossia quanto più egli è rivolto verso la Legge divina perché la realizza, tante più forze parziali spirituali si trovano in lui, nella struttura di atomi dell'uomo, e agiscono soprattutto nel campo invisibile. Da ciò deriva quanto segue: maggiore è la quantità di forze spirituali parziali, ossia di quanti, negli atomi dell'uomo, più egli è sano, flessibile e mentalmente lucido.

Ripeto, affinché i Miei figli in veste terrena possano comprendere meglio: le forze parziali spirituali, ossia i quanti, scaturiscono dalle cinque specie atomiche spirituali. Come ho già rivelato, essi sono tra l'altro i portatori di vita degli atomi materiali.

Gli atomi spirituali, ossia l'energia atomica spirituale racchiusa nelle particole dell'anima, sono in costante attività.

Il Sole Centrale Primordiale irradia nell'infinito tramite i Secondi Soli Primordiali, chiamati anche Soli Prisma, che scompongono la luce primordiale in sette volte sette colori spettrali. Quindi, tramite i Soli Prisma, il Sole Centrale Primordiale tocca ogni forma di vita, anche le anime e gli uomini.

Gli esseri spirituali, le anime e gli uomini sono subordinati ciascuno a uno dei sette Soli Prisma, chiamati anche essenze e caratteristiche di Dio. In base alla loro mentalità, l'essere spirituale e l'anima sono quindi subordinati a una di queste essenze o caratteristiche, ossia a un Sole Prisma.

Come ho già rivelato, ogni essere spirituale e anche ogni anima possiedono in sé il nucleo centrale incorruttibile, chiamato anche cuore spirituale del corpo spirituale. Il nucleo centrale è orientato su uno dei sette Soli Prisma e, attraverso di esso, sul Sole Centrale Primordiale. Ogni anima e ogni essere spirituale sono collegati con il Sole Prisma che corrisponde all'essenza o alla caratteristica dell'essere spirituale o dell'anima. Nessun'anima può cambiare l'essenza o la caratteristica di Dio che agisce in lei e le dà forma, dato che essa costituisce il raggio spirituale della sua nascita.

Quanto più l'energia spirituale degli atomi racchiusa nelle particole del corpo spirituale, chiamato anche anima, è orientata sul nucleo centrale, tanto più esso è attivo. In base alla sua attività più intensa, esso attira maggiore energia dall'infinito e ciò si ripercuote in modo positivo sull'anima e sul corpo.

Queste forze spirituali ed energetiche più intense non agiscono solamente nell'anima. Una parte di queste energie spirituali fluisce attraverso i quanti negli atomi materiali, nelle cellule, negli organi, nelle ghiandole, negli ormoni e nei muscoli, in tutto l'organismo dell'uomo. Tutto avviene secondo l'ordine celeste. Come l'uomo pensa e vive, così egli riceve.

Le energie spirituali sono forze vitali e di guarigione.

Quanto più l'anima è aperta a ricevere le forze di guarigione e vitali, tanto più l'organismo riceve dal principio divino.

Ripeto: se l'anima possiede molta forza spirituale, se è pervasa di luce, anche l'uomo è ampiamente sano e la sua vita è positiva. Ciò si riflette poi sul numero e sull'attività dei quanti. Egli possiede quindi più forze spirituali, più quanti, che agiscono per l'uomo prevalentemente nella dimensione invisibile.

L'uomo rivolto verso la materia, che ha un'anima con poca energia vitale, dovrà sopportare, in questa vita o in una vita futura, il destino che egli stesso si è creato, a meno che non riconosca in tempo perché vive come essere umano e orienti quindi il proprio modo di pensare e di vivere su Dio. La quantità di forze parziali spirituali in lui è ridotta ed è attiva prevalentemente nella sfera materiale e quindi visibile.

Queste brevi spiegazioni in merito alle forze parziali spirituali, i quanti, possano servire a ogni uomo che conosce almeno in parte le correlazioni della cosiddetta attività dei quanti.

In generale, è sufficiente che i Miei figli sappiano che quanta più forza spirituale può fluire nell'anima e nel corpo fisico, tanto più l'uomo diviene o è sano e gioioso di vivere.

Grazie alle forze energetiche, il corpo fisico entra in una vibrazione superiore e si distanzia dalle zone a bassa frequenza, nelle quali si trovano agenti patogeni e forme negative di pensiero che cercano di influenzare l'uomo.

Con un modo di vivere basato su princìpi etici e orientato su di Me, l'eterno Spirito, l'anima si purifica dai pesi che ancora si trovano in lei e che provengono forse da vite precedenti e dalla sua attuale esistenza terrena.

Se poi, grazie all'evoluzione spirituale dell'anima, fluiscono più forze spirituali in essa e nel corpo, si moltiplicano anche le forze spirituali parziali nella struttura atomica dell'uomo. Allo stesso tempo, ciò favorisce l'intensificarsi dell'attività di tutta la struttura atomica dell'uomo.

Ripeto: i quanti sono, tra l'altro, portatori energetici spirituali degli atomi materiali e forza vitale per l'uomo. Essi sono anche la chiave per la salute.

Quanta più forza spirituale fluisce nell'uomo, tante più forze parziali spirituali si trovano negli atomi materiali.

La forza spirituale determina la vita dell'uomo. Quanta più forza spirituale fluisce nell'anima e nell'uomo, tanto più attivi sono gli atomi spirituali e materiali.

Il numero dei quanti determina anche il destino dell'uomo.

Riconosci, o uomo, che tutto si basa sull'energia. Le fonti elevate di energie influenzano in modo positivo tutto ciò che si trova più in basso. Le forze a basso livello, tutte le negatività, provocano un blocco, un ristagno nell'uomo e in tutte le forme materiali.

Il blocco causato nell'uomo da una quantità insufficiente di forza spirituale provoca a sua volta diverse reazioni errate.

L'anima nell'uomo è venuta in questo mondo per imparare e crescere spiritualmente. Chi cresce e matura nello Spirito di Dio riesce a pensare in modo chiaro. Gli uomini dello Spirito non sono distratti, ma concentrati in ogni situazione della vita. I loro pensieri non vagano senza meta, ma sono ordinati e riposano in Me, l'Eterno. Allo stesso tempo, essi sono orientati sulla cosa o sull'attività del momento.

Gli uomini che hanno molta forza spirituale sono disciplinati e concentrati. Ciò che fanno, lo fanno in modo totale. Essi guardano negli occhi ogni situazione in modo chiaro e concentrato, evitando così molti pericoli che potrebbero altrimenti abbattersi su di loro e sul prossimo che vive a stretto contatto con loro. Grazie a un orientamento concentrato su di Me, si presenta ben di rado un blocco nell'organismo o una stasi nella loro vita.

Riconosci: il simile feconda sempre il simile, rafforzandosi. Ogni sensazione, ogni pensiero e anche ogni parola e ogni azione cercano il proprio simile.

Anche le forze parziali spirituali che si trovano negli atomi materiali, nei quanti, reagiscono al mondo delle sensazioni e dei pensieri dell'uomo, così come alle sue parole e alle sue azioni.

Le forze parziali spirituali influiscono anche sul ritmo fisico dell'uomo, in base al suo atteggiamento verso la vita e alle sue abitudini.

In tutte le forme di vita materiali si trovano questi portatori spirituali di vita, le forze parziali spirituali, anche negli astri e nella natura. In ogni forma materiale che, come ogni cosa, è costituita da atomi, agiscono le forze spirituali. Senza di esse, la materia non potrebbe esistere. Senza l'azione delle forze parziali spirituali non esisterebbe alcun atomo materiale.

In ogni cosa, sia negli atomi, sia nelle molecole, c'è lo Spirito. Senza di esso la vita non potrebbe esistere, poiché lo Spirito è vita.

L'uomo non ha ancora nemmeno lontanamente scoperto le proprie possibilità interiori, le forze dei pensieri

Chi riconosce che Dio è vita, e che nulla può esistere senza di Lui, diviene più saggio ed esaminerà le cose più profondamente, per riconoscere poi aspetti mai immaginati. Nel corso del tempo, riconoscerà che la forza dei pensieri può compiere ogni cosa, sia nell'uomo che intorno a lui e in tutto l'infinito.

La tecnica dell'uomo è un ausilio necessario perché l'uomo non ha ancora scoperto i propri pensieri e la loro forza. Egli ricerca possibilità e mezzi esteriori, tuttavia non dischiude l'interiore, che racchiude in sé tutto ciò che l'uomo può solamente presagire.

L'uomo non avrebbe bisogno della cosiddetta tecnica se gran parte dell'umanità fosse un unico spirito, e quindi unanime, e se dischiudesse prima di tutto dentro di sé il Regno di Dio, che racchiude tutto ciò di cui l'anima e l'uomo hanno bisogno.

Perciò sta scritto: aspira per primo al Regno di Dio e tutto il resto ti sarà dato.

Tramite la forza del pensiero positivo, in base allo sviluppo dell'anima e dell'uomo, possono essere compiute molte cose che con la tecnica possono essere realizzate solo entro certi limiti.

La corsa alla tecnica e la dipendenza da essa non celano altro che il presentimento dell'anima, la quale sente di avere in sé forze mai scoperte, che rimangono latenti a causa di un modo di pensare materialistico.

Tutto l'Essere sarebbe al servizio dell'uomo, se soltanto egli riconoscesse l'esistenza dell'eterna forza, dello Spirito, e vivesse in modo conforme alle eterne Leggi.

Ciò che è stato creato nel mondo con la tecnica corrisponde a ciò che l'anima presagisce. Gli aerei, per esempio, non sono altro che l'espressione dell'interiore: il profondo presagire dell'anima, che percepisce che potrebbe elevarsi al di sopra di ogni spazio, dei continenti e dei mondi, se non fosse legata da un modo di pensare e di agire errato.

Anche la ricerca di risorse energetiche corrisponde al presentimento dell'anima, la quale sente che l'energia interiore, la forza spirituale che si trova nell'anima, può produrre tutto ciò di cui hanno bisogno l'anima e l'uomo, poiché, come ho già rivelato più volte, tutto si basa sull'energia.

Nell'anima si trovano, come essenza, tutte le energie cosmiche, che potrebbero essere attivate con un modo di pensare e di vivere positivo e conforme alla Legge. Dato che sia ciò che è positivo e conforme alla Legge sia ciò che è negativo, ossia contrario alla Legge, proviene dall'interiore, l'uomo interpreta questo anelito dell'anima a modo suo, trasformando la dimensione spirituale in quella materiale a causa di una guida errata, e trasponendolo poi nella pratica secondo le proprie possibilità e in base alle colpe della propria anima. Sia le energie divine sia le colpe dell'anima, trovano accesso nell'organismo tramite i quanti, partendo dall'anima. In questo modo viene vivificato anche il cervello dell'uomo.

Se nelle cellule cerebrali dell'uomo sono memorizzati solo aspetti riguardanti il mondo, per esempio nel caso in cui egli ricerchi fonti energetiche esteriori e scopra possibilità tecniche molto elaborate per ottenere energia, egli entra sempre più sotto l'influsso delle forze che cercano di compiere le stesse cose o cose analoghe in questo mondo.

Pertanto, ciò che si trova nell'uomo, sia in senso positivo che negativo, si manifesta nel mondo materiale, a meno che l'uomo riconosca per tempo le negatività e le sistemi: in tal caso, nell'anima, l'energia negativa viene trasformata in senso positivo e anche nel mondo si manifesterà sempre più il positivo.

L'uomo irradia armonia e disarmonia, anche nei regni della natura. L'attività dei quanti nei regni naturali

L'uomo influenza il proprio ambiente circostante secondo il proprio modo di pensare e di vivere. Egli è in balìa delle forze negative che lo manovrano fino a che non rinuncerà, per il bene di tutti, agli aspetti negativi e legati al mondo, all'aspirazione ad affermare se stesso, e porterà invece altruisticamente il bene nel mondo.

L'anima si trova nel corpo umano per rimettere le negatività all'eterno Spirito, affinché le trasformi, in modo che l'anima e l'uomo raggiungano una spiritualità superiore, contribuendo così a una vita spirituale positiva nel mondo.

La vita spirituale si ripercuote anche sulle forze spirituali parziali, che non solo divengono più attive, ma agiscono anche in maggior quantità nell'uomo, in particolar modo nel campo a lui invisibile.

Le forze spirituali parziali, che sono per metà Spirito e per metà materia, ossia i quanti, sono anche le forze feconde che contribuiscono, tra l'altro, alla crescita dell'uomo e soprattutto alla crescita nei regni della natura. Esse favoriscono lo sviluppo della vita e il processo di maturazione di tutta la natura.

Se queste energie vitali sono in sintonia con il campo magnetico terrestre e con le correnti magnetiche, la crescita che ne risulta sarà sana ed equilibrata. Le forme di vita dei regni naturali non sono soggette a malattie, i frutti dei campi e dei boschi sono sani e le piante fioriscono in modo rigoglioso. Anche le forze elementari materiali – fuoco, acqua, terra e aria – possono in tal modo interagire armoniosamente e stabilire un sano equilibrio nella natura.

Se l'armonia di queste forze è alterata, i regni della natura si ammalano e così anche l'uomo, dato che egli è un corpo della natura.

L'armonia e la disarmonia partono dall'uomo.

Il comportamento dell'uomo nei confronti dei regni della natura, di tutta la Terra e, in fondo, anche dell'infinito si ripercuote anche su ogni singolo uomo. Se l'uomo oltraggia la Terra e i regni della natura, interferisce nel decorso regolare, nelle Leggi di Dio. Dato che in tutto l'infinito una cosa è sintonizzata sull'altra e il grande agisce sul piccolo e il piccolo sul grande, tutto è collegato a livello magnetico. Ciò comporta un continuo scambio e flusso di energia.

Se questa azione di scambio energetico viene alterata, ciò si ripercuote su chi ha originato il disturbo. Se, partendo dalla Terra, tutto il sistema solare viene disturbato da interferenze, perché la Terra non è più in armonia con gli astri, anche questo si riflette di nuovo sulla Terra: ne derivano un disturbo nell'accoppiamento degli animali, l'estinzione di piante, la formazione di altre specie, un'irradiazione corrispondente delle pietre e dei minerali e anche gli uomini rivolti verso la materia ne soffrono. Una cosa è in comunicazione con l'altra.

Durante il periodo di luna piena, per esempio, le forze parziali spirituali – che, in base alla propria intensità, sono a volte spirituali e a volte materiali – agiscono in modo più intenso sulla semina e su tutte le specie vegetali che stanno fiorendo, crescendo o maturando. Se l'azione di scambio della Terra verso gli astri è alterata, possono presentarsi anche in questo senso disturbi nella Terra, su di essa e nell'uomo.

Nel periodo di luna piena le energie della luna agiscono in modo più intenso sugli organi genitali dell'uomo e della donna e anche su quelli degli animali che hanno anime parziali.

Se le forze dell'uomo, della donna e degli animali con anime parziali non sono in armonia e non hanno un'azione di scambio armoniosa con l'irradiazione della luna, ne possono derivare malformazioni alla nascita oppure desideri snaturati come, per esempio, rapporti fisici con persone dello stesso sesso.

Ogni uomo ha in ogni attimo il compito di cambiare. Ciò significa che egli viene ammonito, tramite la coscienza o con impulsi del suo angelo custode, a dare un orientamento spirituale alla propria vita, a pensare in modo positivo e a divenire altruista. In tal modo le energie nell'uomo possono essere armonizzate e possono poi comunicare di nuovo con le eterne energie cosmiche armoniose. Questa comunicazione con le forze cosmiche armoniose porta poi pace, armonia e amore nell'uomo e sulla Terra.

Chi riconosce la forza divina in tutto ciò che vive, chi riesce a immedesimarsi nella vita e riconosce in essa una parte di se stesso darà un corso positivo alla propria esistenza e incontrerà, quindi, in modo altruistico il prossimo, riconoscendo la propria vita in ogni creatura. Chi riconosce se stesso nella natura, dato che l'uomo è un corpo naturale, diverrà gradualmente gentile, amorevole e benevolo nei confronti del prossimo.

Chi osserva esattamente la natura riconosce che essa è una parte di lui stesso.

Nella natura l'uomo può riconoscere la propria vita, sia gli aspetti positivi e conformi alla volontà di Dio sia quelli negativi ed egocentrici. La natura mostra all'uomo come egli dovrebbe essere o come è.

L'uomo che si è spiritualmente risvegliato riconosce che la vita costituisce un'unità. Gli uomini, gli animali, le piante e le pietre, e addirittura gli astri, costituiscono un'unità. Chi diviene amico della natura, delle piante e delle erbe viene guidato, rinforzato e vivificato sempre in modo nuovo dalle forze spirituali della natura.

Le persone che hanno uno stretto rapporto con la natura, ossia coloro che riconoscono in ogni cosa l'operato dell'energia eterna, Dio, penseranno, vivranno e agiranno anche in modo corrispondente.

Molte piante sono piante medicinali.

Se è possibile, non si dovrebbero usare solo piante essiccate, raccolte eventualmente già l'anno precedente. Si dovrebbero invece utilizzare le piante medicinali di stagione e fresche, che la natura dona all'uomo. Nelle piante e nelle erbe fresche, l'attività dei quanti è molto più intensa che non in quelle essiccate. Pertanto, queste piante o erbe medicinali fresche hanno una vibrazione molto più alta di quelle essiccate.

Fino a che nella pianta si trova ancora linfa, l'attività all'interno di essa è più intensa che non in quelle essiccate. Ciò significa, quindi, che le piante che hanno ancora linfa hanno una vibrazione molto più alta di quelle essiccate. La forza vitale di una pianta fresca agisce in modo diretto sulle caratteristiche proprie della pianta e anche sull'organo sulla quale essa agisce. Una pianta o un'erba medicinale piena di linfa o appena raccolta viene irradiata direttamente dalle energie cosmiche. Le piante e le erbe essiccate vengono irradiate solo in modo indiretto dalle costellazioni planetarie che sono attive nel momento in cui esse vengono utilizzate.

Le piante e le erbe possono anche assorbire i pensieri delle persone che le hanno raccolte e fatte essiccare oppure che le hanno acquistate già essiccate.

Tutto è irradiazione. Perciò sono molto importanti il momento, il luogo e la disposizione d'animo con cui la pianta è stata raccolta.

Vi sono anche differenze tra una specie di piante che cresce in prossimità di un torrente oppure in un prato di fiori, che si trova lungo il ciglio di una strada oppure in giardino o in un campo.

Dato che tutto si basa su vibrazioni ed esse possono essere diverse, una specie di pianta può presentare caratteristiche diverse, in base al luogo in cui è cresciuta e alla persona che l'ha raccolta.

Nei mesi invernali vengono usate per scopi terapeutici soprattutto piante ed erbe essiccate. Anche in tal caso, sarebbe comunque opportuno utilizzare soltanto erbe cresciute e fiorite nella tarda estate o in autunno, perché in esse l'attività dei quanti è ancora più intensa.

Non appena la forza spirituale scorre nella materia tramite i quanti, essa, in base alla loro attività, diviene una caratteristica della sostanza e della forma materiale.

Questa forma è l'espressione degli aspetti di forza spirituale visibili in questo mondo. La sostanza è l'elemento, la vita per la materia, per gli uomini, gli animali e le piante.

Rivelo, inoltre, che le piante, e in particolar modo le erbe medicinali, hanno una forma simile a quella degli organi dell'uomo. La forma di una pianta indica alla persona saggia per quale organo lo Spirito creatore l'ha creata.

Tramite le forze parziali spirituali e la forma, la forza spirituale determina l'effetto positivo della pianta medicinale sia per l'uomo sia per gli animali.

L'effetto positivo e la forma delle specie vegetali viene determinato in parte anche dai campi magnetici. Essi racchiudono in sé, a livello di vibrazione, le caratteristiche delle specie vegetali e contribuiscono a determinare la crescita delle piante. Ciò testimonia nuovamente che tutto è contenuto in tutto.

I campi magnetici hanno vibrazioni diverse che si esprimono sia nella vibrazione della specie vegetale sia in quella dell'uomo e dell'animale.

In tutti questi casi è anche determinante in quale luogo è cresciuta la pianta e dove vive l'uomo. Perciò, la stessa pianta può presentare caratteristiche diverse: una pianta cresciuta vicino all'acqua può racchiudere in sé sostanze diverse da quelle della stessa pianta cresciuta sul ciglio di una strada. Le sostanze presenti nella pianta cresciuta accanto all'acqua contengono più elementi come ferro, fosforo e potassio, mentre la stessa pianta, cresciuta sul ciglio di una strada, contiene altri minerali, come per esempio rame, nichel, argento o addirittura mercurio. Dipende quindi dal luogo in cui è cresciuta la pianta.

Anche se la stessa specie vegetale può contenere oligoelementi diversi, lo Spirito dona le proprie energie allo stesso modo a ogni pianta, in base all'evoluzione spirituale della specie.

Ripeto: i quanti e tutte le altre forze spirituali parziali, ancora sconosciute all'uomo, formano il meccanismo mediante il quale la forza spirituale viene trasmessa alla materia. Attraverso queste forze spirituali parziali, ossia i quanti, la forza spirituale fluisce nei portatori energetici materiali.

La forza spirituale apporta nell'uomo un'attività degli atomi materiali che corrisponde al livello di sviluppo spirituale dell'uomo.

Anche negli animali, nelle piante e nelle pietre la forza spirituale agisce in base alla loro evoluzione spirituale.

Grazie al libero arbitrio che ha ricevuto da Dio, l'uomo può interferire nel decorso conforme alla Legge dell'interscambio armonioso delle forze, alterando le loro funzioni previste dalla Legge. Tuttavia, egli non può alterare lo Spirito, che è la vita. Lo Spirito non viene intaccato dai pensieri, dai sentimenti e dalla volontà umani.

Se lo stato d'animo dell'uomo subisce forti oscillazioni, queste possono essere, per esempio, causate dall'instabilità della sua coscienza spirituale. Questi mutamenti dello stato d'animo si ripercuotono anche sull'attività delle forze spirituali parziali, ossia dei quanti. Se essi tendono più verso la parte materiale, ossia se agiscono prevalentemente nella sfera visibile, essi formano per un certo tempo una barriera, riducendo il flusso della forza spirituale. Ciò può provocare, tra l'altro, oscillazioni dello stato d'animo, precedute tuttavia da pensieri, parole e azioni negative che, a loro volta, hanno causato questo blocco parziale della forza spirituale.

Ripeto: quante più forze parziali spirituali sono attive negli atomi materiali, tanto più sano è l'uomo o tanto più rapidamente guarirà.

Perciò, o uomo, sforzati di giungere in sfere più elevate, fino alle forze armoniose, con un modo di vivere positivo e conforme alla Legge. Gli agenti patogeni non si sentono bene in una vibrazione superiore e abbandoneranno rapidamente il tuo corpo.

Riferito ai quanti, ciò significa che, grazie a un modo di percepire, pensare e agire positivo dell'uomo, aumenta il numero dei quanti e la sua irradiazione diviene più luminosa e più ampia. Da ciò derivano salute, felicità e appagamento. Divieni dunque altruista!

Inizia con Me la giornata! Orientamento al mattino

L'uomo non è in grado di fare nulla con la propria forza. Il corpo terreno non è in grado di vivere se non è pervaso, vivificato e sostenuto da Me, la vita.

Riconosci, quindi, che senza di Me sei niente.

Quindi, metti da parte la tua presunzione, che costituisce la barriera per l'umiltà. La presunzione disperde, l'umiltà unisce.

La persona umile, che conosce la Legge della vita e sa che Io Sono la vita, inizierà la giornata con Me, l'eterna forza, lo Spirito, e la concluderà anche con Me, la vita.

Le persone umili sono figli della luce, che non solo portano luce nei luoghi oscuri, ma anche nei cuori induriti. Spesso esse rischiarano il cuore di una persona legata al mondo, stanca e oppressa, che si reca al lavoro di malumore.

Quindi, inizia la tua giornata con Me!

Orientati ogni giorno di più sulle eterne Leggi. Medita sulla luce che si trova al di là della materia e sii consapevole che Io Sono la vita.

Apriti alle forze dell'amore, amando altruisticamente i tuoi simili e tutte le forme di vita. In tal modo, la forza della vita fluirà verso di te e tu riceverai ciò che Io ti ho rivelato: pace, armonia e amore, dai quali derivano salute, felicità e appagamento.

Già nelle prime ore del mattino fai fluire nel tuo interiore pensieri e parole positivi, ad alta vibrazione, che sono forze luminose e chiare che ti armonizzano e ti danno un orientamento positivo per la giornata che sta per iniziare. Afferma la Mia forza in te, più o meno con le seguenti parole:

Io sono coscienza cosmica, un figlio dell'universo, dotato di vita eterna.

Prosegui, esprimendo a senso altre parole nel tuo interiore:

La vita è salute.
La vita non conosce malattie,
né preoccupazioni.
Io sono sano e ho forza per affrontare la vita.

Affermo la forza dell'Altissimo nel Cristo.
Nel corso della giornata sono concentrato e orientato sulla forza vitale che fluisce in me e che si manifesta eternamente.
I miei pensieri restano in ordine.
Ora mi concentro sul compito che sta davanti a me.

Le forze dell'universo mi compenetrano,
poiché io sono un figlio dell'universo.
In me opera la pienezza della Divinità,
l'eterna Legge che governa e mantiene in vita ogni cosa.
La luce mi pervade e mi rende libero.

Io sono libero. Sono concentrato
e orientato su ciò che è essenziale.
In me fluiscono le forze dell'universo.
La forza onnipotente agisce attraverso di me.

Si possono inoltre formulare alcune volte nell'interiore, a senso, i seguenti pensieri di preghiera. Essi apportano freschezza all'anima e all'uomo e stabilizzano la coscienza e l'orientamento sull'attività da svolgere nel corso della giornata:
Padre celeste,
il Tuo Spirito dimora in me.
Io sono Tuo figlio, Tua figlia,

che vive ed esiste in eterno,
poiché Tu sei la vita in me.
Io sono un figlio dell'infinito,
un essere cosmico e luminoso,
poiché Tu, lo Spirito dell'infinito,
dimori in me.
Pongo con fede e fiducia nelle Tue mani amorevoli tutto ciò che mi opprime e che cerca di distogliermi da un modo di vivere concentrato e orientato.
Desidero perdonare di cuore tramite il Cristo, mio Redentore,
tutti gli uomini e le anime che non ho perdonato nelle vite precedenti.
Chiedo inoltre perdono a tutti gli uomini e a tutti gli esseri in merito ai quali ho pensato e parlato in modo ingiusto, o nei confronti dei quali ho agito in modo errato, in questa vita o in vite precedenti.
Chiedo anche perdono per i miei pensieri, parole e azioni negative che si ripresentano sempre in modo nuovo.
Desidero compiere la volontà di Dio.

Io affermo l'Assoluto.
Io adempio la volontà del Signore.
L'amore che fluisce eternamente mi assiste.
Io adempio l'amore, la Legge della vita,
che si manifesta attraverso di me.

Mi affido allo Spirito onnipresente che è la vita, che dirige il destino dell'infinito e quello di tutti i Suoi figli.
Il Signore cancella ciò che non corrisponde all'eterna Legge della vita.

Tuttavia, accetto con pazienza ciò che devo scontare.

Si compia la volontà del Signore.

Riconosci e prenditi a cuore ogni giorno in modo nuovo le Mie parole che dicono: va', e d'ora in poi sforzati di non peccare più, né in pensieri né in parole o azioni.

Nella tua famiglia, sul posto di lavoro e nel mondo, ti riuscirà così tutto ciò che è bene per te e per il tuo prossimo.

Parla poco e pensa ancor meno!

Parla solo se è essenziale!

Percepisci in modo nobile e buono. Nobilitati!

Esegui i tuoi compiti quotidiani in modo equilibrato, orientato sull'armonia universale, su Dio e sarai protetto dalla forza onnipotente.

Ciò vale per tutti gli uomini.

Per i medici: l'aspetto esteriore di una persona rispecchia le cause della sua malattia

Le seguenti indicazioni dovrebbero essere seguite soprattutto da coloro che portano responsabilità per i propri simili. Mi rivolgo soprattutto ai medici che spesso manipolano il corpo e lo usano come cavia.

Chi non riconosce se stesso non riconosce nemmeno il prossimo. Chi, invece, riconosce se stesso, chi è passato attraverso molte sofferenze e ha raggiunto una vita conforme alla volontà di Dio riconoscerà anche il proprio prossimo.

Chi riconosce se stesso penetrerà anche negli strati più profondi dell'ego umano e riconoscerà l'altro come è veramente e non come appare.

Ciò è importante soprattutto per il medico, che dovrebbe assistere il paziente sia spiritualmente che fisicamente. Per scoprire la causa di una malattia, il medico dovrebbe prima di tutto osservare il paziente. Infatti, ogni moto e ogni movimento del corpo, l'insieme dell'aspetto esteriore e anche ciò che attira lo sguardo dell'uomo rivelano molte cose.

Se, per esempio, gli occhi del paziente sono irrequieti ed egli non riesce a guardare il medico negli occhi, ma rivolge lo sguardo verso il pavimento o verso la parete, possono esservi le seguenti cause: chi guarda per terra nasconde delle difficoltà oppure non vuole far fuoriuscire il dolore che porta in sé.

Una causa può essere anche la timidezza, tuttavia anche dietro ad essa si nasconde un complesso umano che influenza il paziente e che pesa sul subconscio e compromette eventualmente gli organi.

Chi rivolge il proprio sguardo verso la parete è una persona di vedute ristrette, che non è riesce o non vuole accettare nemmeno il medico, le indicazioni che gli dà e ciò che gli prescrive.

Chi guarda verso la finestra vuole fuggire da ciò che si trova e che agisce dentro di lui. Non vuole accettare se stesso, né il medico, e non vuole sentire ciò che egli gli dice.

Chi desidera esaminare a fondo il paziente e la sua anima, per giungere alle cause della malattia, dovrebbe anche osservare il modo di parlare del paziente.

Quando una persona parla molto rapidamente, ciò è segno di insicurezza. Il paziente vuole nascondere qualcosa che potrebbe dare indicazioni in merito al disturbo o addirittura alla malattia.

Un modo di parlare eccessivamente lento è segno di letargia dell'uomo. Una tale persona ha una capacità di comprensione limitata. La causa nel corpo può consistere in pigrizia degli organi o in una debolezza dei vasi e dell'intestino.

Anche la forma del corpo indica che cosa si trova nel subconscio oppure nell'anima.

Le persone magre sono spesso litigiose, avide di dominio e gelose. Nel caso di queste persone si dovrebbe tener conto di tutto ciò che ha attinenza con i vizi.

Le persone obese tendono a una pigrizia dell'animo, sono tipi comodi che cercano le cause nei propri simili, ma raramente dentro di sé. Spesso le persone corpulente sembrano essere bonaccione, tuttavia, in molti casi, è un'illusione data dalla loro pigrizia.

E' un inganno, quindi, parlare di bonarietà nel caso di persone corpulente. In molti casi l'apparenza inganna, dato che nell'interiore esse sono in genere un vulcano, ma spesso sono solo troppo pigre per esprimere ciò che pensano. Tuttavia, quando scoppiano – nel vero senso della parola – questi tipi di persone diventano rosse dalla rabbia e dall'agitazione. Ciò indica che il subconscio ha un'attività molto intensa.

Il rossore o addirittura l'accentuarsi del blu delle vene non indica al medico solamente che il subconscio sta traboccando, ma anche che egli dovrebbe controllare i nervi e la composizione del sangue, la circolazione e i vasi.

Anche il colore e la forma dell'abbigliamento indicano al medico dove può iniziare a cercare le cause nel paziente.

Per colui che conosce se stesso, ogni persona è uno specchio che indica ciò che essa pensa, come vive e dove si trovano le cause della malattia o dei disturbi.

Le persone che reprimono molte cose, ma si fanno molti pensieri sul prossimo e lo giudicano, sono persone che portano molto rancore. Con i loro pensieri si trovano spesso nel passato, rimuginano su cose passate già da molto tempo, che non possono più essere cambiate. Ciò nonostante, continuano a occuparsi degli eventi passati da molto tempo. Non riescono a superare il passato perché non hanno ancora perdonato le persone con cui hanno avuto a che fare a suo tempo.

Così facendo, l'uomo crea forme di pensiero che lo influenzano continuamente e danneggiano i suoi organi indeboliti. La causa è il non voler perdonare.

In questo modo il subconscio di una tale persona viene intensamente compromesso. Durante il giorno la reazione del subconscio è quasi impercettibile, tuttavia di notte esso diviene attivo e influenza gli organi. Durante il giorno la persona riesce a controllarsi e riesce a reprimere gli stati di irritazione o gli scoppi d'ira, tuttavia di notte, quando la volontà dell'uomo è ampiamente sopita, il subconscio agisce in modo molto più intenso sull'anima e sull'uomo.

I sogni in cui si esprimono paure, che si manifestano in immagini diverse, provengono dal subconscio. Essi possono anche mescolarsi con eventi delle vite precedenti che sono registrati negli involucri dell'anima, poiché anche questa, di notte, è più attiva che di giorno.

Di conseguenza, l'attività cerebrale non riesce a placarsi, né di giorno né di notte, e l'uomo viene assillato giorno e notte. Il suo sistema nervoso è scosso, gli organi non riescono a riposarsi e si logorano.

Il corpo umano è un dono fatto da Dio all'anima che si sta per incarnare. Pertanto, esso non dovrebbe essere considerato come un oggetto, sul quale l'uomo può sperimentare le proprie arti.

L'uomo è un essere che proviene da Dio e dovrebbe essere considerato e trattato come tale, ossia secondo le Leggi di Dio e non in base alle leggi, alle teorie scientifiche e alle idee di questo mondo.

Sarebbe possibile portar luce nell'oscurità, nelle cause delle malattie e delle pene, se la maggior parte degli uomini non prestasse ascolto ai medici che sono schiavi del mondo, e agli intellettuali che dettano legge con le proprie opinioni, lasciando poca libertà ai loro simili e imponendo loro il sapere e la conoscenza che hanno acquisito, rendendo in tal modo schiavi molti simili, facendoli così divenire dipendenti da se stessi e da medicinali e droghe.

Spesso al paziente viene consigliata un'operazione o vengono prescritti medicinali che gli fanno più male che bene. Se il paziente deve soffrire, in molti casi per tutta la sua vita terrena, a causa delle decisioni errate del medico, raramente quest'ultimo si sente colpevole nei confronti del paziente.

Dal punto di vista umano, in questo mondo esistono molte giustificazioni per coloro che agiscono senza scrupolo e il loro numero è molto rilevante. Essi si rafforzano e si proteggono continuamente a vicenda, raggirando in molti casi la legge terrena che spesso controlla solo le persone bonarie e prive di mezzi e le condanna quando esse la trasgrediscono .

Queste cose sono possibili in questo mondo, ma non al cospetto dell'eterna Legge. Al più tardi dopo la morte del corpo, chi è privo di scrupoli dovrà riconoscere e sopportare ciò che ha inflitto al suo prossimo. Perciò, ognuno esamini se stesso prima di "mettere le mani" sul suo prossimo.

"Perdere l'equilibrio" e relative conseguenze

Il corpo umano può essere paragonato a una bilancia: il centro del corpo, visto come una bilancia, è costituito dall'organo digestivo e dal plesso solare, che si occupano di tenere in equilibrio la bilancia, ossia l'uomo.

Se l'organo digestivo viene affaticato con cibi pesanti e in quantità eccessiva, ciò si ripercuote sulla parte inferiore del corpo. L'organo digestivo attira più sangue del normale, la parte inferiore del corpo si appesantisce, quella superiore diviene indolente e le cellule cerebrali si debilitano.

Questa condizione di sbilanciamento si ripercuote poi sul plesso solare. Il sistema nervoso centrale si contrae; l'uomo è in una condizione di stress e, in base alla sua mentalità, la tensione si scarica sotto forma di stanchezza oppure di aggressività.

Anche le spezie piccanti e gli alcolici forti provocano uno squilibrio della bilancia, ossia dell'uomo.

Ogni squilibrio della bilancia viene registrato dal subconscio, poiché ogni disturbo corrisponde a un'azione messa in moto dai pensieri. Le impressioni, i desideri e le idee che vi sono memorizzati divengono quindi più attivi e influenzano in modo più intenso l'uomo.

La persona stanca o aggressiva ricorda quindi cose ed eventi che risalgono eventualmente a molto tempo prima e che aveva quasi dimenticato. A causa della disarmonia della bilancia, ossia dell'uomo, è stato rimesso in moto ciò che si trovava nel subconscio e che si stava spegnendo o essiccando.

Se l'uomo comincia ora a farsi molti pensieri su questi ricordi, se si arrabbia di nuovo, in lui si ripresenta la stessa frustrazione di allora. Così facendo, riporta in vita cose vecchie, passate da molto tempo. Il subconscio attivo influenza poi il corpo e gli organi e compromette forse anche alcuni organi che funzionano bene.

In questo modo può essere alterata anche la composizione del sangue, perché i nervi contratti secernono le cosiddette tossine dei nervi che vanno nel corpo e nella circolazione sanguigna. Il corpo si ammala. L'uomo lo ha avvelenato, perché ha mosso e rimuove pensieri velenosi. In questo caso, la causa che ha scatenato il tutto è da ritrovare in un cibo pesante eccessivo o piccante e in bevande forti.

Il ritmo fisico è cambiato e l'organismo è sceso in una vibrazione più bassa. Di conseguenza, il subconscio è divenuto attivo. L'uomo ha iniziato a pensare continuamente al passato e a rimuginare su di esso.

I pensieri sono forze e influenzano il corpo.

L'effetto si è manifestato e si manifesta sotto forma di disturbi, malattie oppure di una disgrazia.

Affinché le sette forze basilari presenti nell'uomo possano divenire attive, egli deve prima orientarsi su un modo di vivere positivo. Deve rivolgersi verso queste forze, affinché esse possano compiere in lui ciò che egli desidera: salute, felicità, pace e armonia.

Ognuno dovrebbe quindi cominciare da se stesso.

Tutto ciò che è puro si dona e si effonde, mentre ciò che è impuro lega e crea solo per sé. Da ciò derivano egoismo, limitazione, mancanza di pace e liti.

O uomo, sii perciò desto e sfrutta ogni attimo! Chi vuole istruire e guidare gli altri, porta la responsabilità per loro. Quindi, le persone che assistono il prossimo con consigli o aiuti concreti, sono responsabili davanti a Dio e ai propri simili di ciò che dicono e fanno. Chi desidera aiutare il prossimo con consigli e fatti concreti, dovrebbe essere uscito dall'influsso delle sfere di purificazione dell'Ordine e della Volontà.

Ai medici, chirurghi e omeopati. Colloquio tra medico e paziente – Definire insieme la diagnosi – Cause che si trovano nell'anima – Il ritmo fisico – Medicinali naturali, potenze – Armonia nei medici e nel personale di cura – Arredamento della clinica – Prescrivere un cambiamento di ambiente – Atmosfera positiva della clinica – Musica armoniosa ed esercizi fisici – I malati gravi – "Case della Salute" – Consulenze di vita date da uomini dello Spirito

Io, lo Spirito che si rivela, il Cristo, desidero ammonire i medici e i chirurghi di questo mondo e dare loro i seguenti consigli: cercate soprattutto di studiare i pensieri dei pazienti.

Osservate il loro ritmo fisico, prima di prescrivere medicinali o procedere agli interventi chirurgici.

Il medico desto può riconoscere dall'aspetto esteriore del paziente se sussistono problemi, difficoltà, oppure complessi, depressioni o disarmonie. Se esistono cose del genere, il medico e il paziente dovrebbero esaminare insieme che cosa potrebbe sussistere nel subconscio oppure come rispondenza nell'anima, nella misura in cui è possibile prenderne coscienza mediante dei colloqui. Solo in seguito, il medico dovrebbe prescrivere dei medicinali.

La migliore medicina che un medico possa dare al suo paziente è costituita da pensieri e parole positivi e costruttivi. Se vengono dati da un medico, essi possono sciogliere certi complessi, depressioni o complessi di inferiorità nel paziente.

Anche molte preoccupazioni, pene, disarmonie e altre cose del genere possono risolversi, se il medico si rivolge al paziente nel modo giusto.

Faccio appello ai medici e agli omeopati: date a Me, lo Spirito, la possibilità di divenire più attivo nei pazienti, nei Miei figli umani!

Raccomando ancora una volta a tutti i medici e omeopati: istruite i pazienti in merito alla forza del pensiero positivo e alle forze di guarigione insite nell'anima e nel corpo. Allo stesso tempo potete prescrivere medicinali naturali, con basse potenze, con lo scopo soprattutto di rilassare e sostenere il sistema nervoso.

Non ricorrete quindi subito a medicinali forti e al bisturi. Esaminate prima il subconscio dell'uomo e le rispondenze della sua anima, ciò che lo tormenta e con cui deve confrontarsi nei propri pensieri, e cercate le cause che si trovano nel subconscio e nella dimensione dell'anima.

Il presupposto è, tuttavia, che i medici e gli omeopati abbiano prima esaminato se stessi e conoscano se stessi, grazie alla forza della realizzazione.

Ogni uomo è costituito da Spirito, anima e corpo. Chi cura solamente il corpo lascia le cause e gli effetti nell'anima, e ciò che rimane in essa si ripresenta nel corpo. Quando? Ciò viene determinato dalla costellazione dei pianeti e dall'uomo stesso. Se una parte della colpa dell'anima si trova nel subconscio, dove è ancora attiva, è l'uomo che determina quando si manifesterà una malattia fisica. Il mondo delle sue sensazioni e dei suoi pensieri è determinante in questo senso, come lo è il suo comportamento nella vita quotidiana, la quantità di energia fisica che egli spreca inutilmente parlando in modo incontrollato oppure comportandosi in modo stressato.

La natura si dona in molti modi nelle erbe e piante medicinali che Dio ha dato all'uomo per mantenere sano il suo corpo.

Le erbe medicinali – che possono essere somministrate sotto forma di tisane oppure potenziate – sono comunque solamente di aiuto e di sostegno nella malattia. Anche se esse agiscono in parte anche sulla sfera dell'anima, non sono in grado di eliminare una colpa dell'anima.

Le potenze elevate, invece, sono in grado di influenzare una colpa dell'anima e farla eventualmente fuoriuscire prima di quanto previsto dalla Legge. Ciò significa che l'anima e il corpo ne traggono più sofferenze che benefici. Questo trattamento non è nella Legge.

Fino a che l'uomo ha bisogno di erbe medicinali per guarire le malattie, dovrebbe prenderle; tuttavia non dovrebbe basarsi solo su di esse, dato che la causa della malattia si trova in un modo errato di pensare e di vivere.

Chi accoglie consapevolmente le essenze spirituali dalle erbe medicinali, grazie alle sue sensazioni e ai suoi pensieri, e dà un orientamento positivo alla propria vita viene ricolmato di vita e di forza anche nell'anima.

Tuttavia, una colpa dell'anima non può essere eliminata con erbe medicinali: per farlo, l'uomo deve dare il suo contributo, vivendo in modo conforme alla volontà di Dio.

Evita anche i pensieri di paura.

Riconosci: ciò che non si trova nella tua anima non ti può nemmeno colpire, a meno che tu agisca in modo imprudente.

Se la tua anima è ampiamente purificata e libera da ombre costituite da rispondenze, che sono il magnete che attira le negatività, non ti potrà nemmeno capitare nulla di negativo.

E' diverso, invece, se sei collegato con diverse persone da un mandato spirituale: in questo caso il mandato ha priorità e, in modo particolare per te, ciò significa: che ognuno porti il peso dell'altro.

Se in te ci sono solo luce e aspetti luminosi, attirerai anche solo cose luminose, chiare e amichevoli. Sia gli aspetti puri che quelli impuri in te costituiscono un magnete. Ciò che è puro attira solo aspetti puri, ciò che è impuro, aspetti impuri.

Alcune frasi da ricordare per tutti coloro che sono alla ricerca:
Non è il sapere di questo mondo che rende saggio l'uomo.
Solo la conoscenza e l'adempimento delle Leggi spirituali illuminano l'uomo e lo fanno divenire consapevolmente un figlio di Dio sano, un vero saggio.

Un'altra frase che medici e omeopati dovrebbero ricordare:
Chi desidera veramente aiutare il prossimo dovrebbe prima di tutto aiutare se stesso, sviluppando le forze spirituali che agiscono in lui, per metterle poi a disposizione del prossimo.

Chi ha compreso e realizzato tutto ciò non si limiterà a prescrivere dei medicinali al paziente o a calmare l'organismo con dei farmaci, ma gli spiegherà che i pensieri, le parole, i colori, le forme, i suoni, dei facili esercizi fisici e le meditazioni portano la calma e l'armonia desiderate; allo stesso tempo il medico rilasserà il sistema nervoso e sosterrà il corpo con medicinali naturali. Questa terapia globale agisce sull'anima e sul corpo.

Le persone che si trovano nella scuola dello Spirito e vivono realizzando le Leggi potrebbero essere di grande aiuto ai medici e ai chirurghi.

Gli uomini dello Spirito vedono più in profondità e possono spesso riconoscere che cosa manca veramente al paziente e dove è bene che il medico inizi a fare una diagnosi, affinché la persona che desidera guarire possa ricevere sollievo e guarigione dalle proprie sofferenze. E' tuttavia indispensabile che lo stesso paziente contribuisca a esaminare le cause dei suoi disturbi o della sua malattia, per localizzarle. Il medico non può fare la diagnosi da solo, ma dovrebbe farla insieme al paziente.

Quando il sistema nervoso di un paziente si è calmato e stabilizzato, possono anche essere esaminati con più precisione i sintomi e i segnali del corpo. Infatti, ogni corpo attivo dà indicazioni che segnalano quali sono le sue carenze e dove si trovano.

Chi ha imparato a comprendere il linguaggio del proprio corpo, il linguaggio degli organi e delle cellule, riesce anche a interpretare il linguaggio del corpo del suo prossimo, ossia il linguaggio degli organi e delle cellule. Tramite segni e segnali, l'organismo vivente dà risposta da sé, indicando dove si trova la causa della sua malattia e come essa potrebbe essere eliminata, oppure che cosa si dovrebbe fare per ottenere sollievo e guarigione.

Inoltre, il ritmo fisico dà indicazioni riguardo a disturbi nel corpo. Esso è, tra l'altro, il barometro dell'anima e del corpo. Sia il medico, sia l'omeopata, possono orientarsi su di esso per fare una diagnosi esatta.

Il ritmo fisico dell'uomo indica se attraverso l'uomo scorre molta o poca forza vitale. Il suono del sistema nervoso e degli organi costituisce il ritmo fisico.

Anche le svariate specie di piante, erbe, fiori, alberi e cespugli hanno il proprio ritmo fisico, che è un suono cosmico che corrisponde al loro livello di sviluppo spirituale.

Se il ritmo fisico della persona in cerca di guarigione non è ampiamente in sintonia con il ritmo della natura o di una determinata erba medicinale, né la natura né tale pianta potranno agire nell'organo malato nella misura che sarebbe possibile se il ritmo dell'organo umano fosse in sintonia con quello della pianta medicinale.

Tutto l'organismo è melodia.

Ogni organo ha un suono specifico. L'insieme di tutti gli organi, e anche delle ghiandole e degli ormoni, costituisce la melodia del corpo. Il ritmo fisico corrisponde al suono del corpo.

I suoni degli organi non sono percettibili all'orecchio o agli strumenti umani. Tuttavia, il ritmo fisico è visibile e, in fondo, può anche essere sentito. Infatti, una persona inquieta fa molto rumore intorno a sé, mentre una persona tranquilla è orientata sul proprio interiore e non mette in risalto le proprie necessità.

Le persone tranquille, che hanno una coscienza istruita grazie alla realizzazione delle eterne Leggi, sono deste, concentrate e aperte. Le persone tranquille e orientate su Dio riescono, in un attimo, a cogliere più di quanto una persona rumorosa non riesce spesso a comprendere nemmeno in diverse ore, giornate o addirittura anni.

Le persone dello Spirito sono anche in grado di comprendere e di accogliere le sostanze materiali e spirituali delle erbe, dato che sono equilibrate e rivolte verso l'interiore. Pertanto, esse hanno un ritmo fisico armonioso, che assomiglia al ritmo della natura.

Chi desidera utilizzare le forze cosmiche che agiscono nella natura, in tutto l'Essere, deve prima avere la volontà di cambiare la propria vita e di orientarsi sulle forze cosmiche, sulle Leggi dell'infinito e della natura. Anche in questo caso vale il principio: il simile attira il simile. Le forze elevate si rafforzano e si fecondano a vicenda, mentre le energie umane a basso livello del voler essere, possedere e avere agiscono in modo distruttivo e indeboliscono.

L'orientamento e la meta sono determinanti. Se l'uomo non è nel ritmo della natura, se vive senza tener conto delle leggi naturali, i medicinali naturali gli potranno dare ben poco aiuto.

Se i medici, i chirurghi e gli omeopati seguissero la Mia eterna Legge, essi potrebbero essere veri servitori dello Spirito per l'uomo.

Questo mondo ha bisogno di persone spiritualmente mature che operino come medici naturali, che attingano alla natura e utilizzino le sue erbe per servire e aiutare il prossimo. Se i medici, i chirurghi e gli omeopati lasciassero più spazio in mezzo a loro agli uomini dello Spirito, gli ospedali sarebbero più accoglienti, le sale operatorie sarebbero più piccole e ci sarebbero invece spazi più ampi per fare esercizi fisici e per meditare. Negli ospedali ci sarebbero allora guaritori cristici che conducono gli uomini, i Miei figli, alla forza del Cristo insita in loro, alla forza di guarigione interiore, stimolando la forza spirituale in loro a un'attività più intensa.

Ogni uomo, in base al proprio livello di coscienza, anela più o meno alla bellezza e desidera un ambiente accogliente; ciò è determinato dall'anima. L'essere spirituale – che quando è gravato di colpe viene chiamato anima – proviene dalla purezza e dalla bellezza e possiede tutte le forze armoniose dell'amore e della sapienza. La parte divina dell'anima ricorda agli uomini ciò che è perfetto, la purezza e la bellezza dei cieli. Da lì l'essere spirituale è provenuto e lì egli ritornerà tramite Me, il Cristo. L'anima trasmette questi impulsi all'uomo, il quale sente poi il desiderio di rigenerarsi con l'aiuto di ciò che è armonioso e bello. Pertanto, l'uomo non dovrebbe imporsi alcuna costrizione, credendo di dover vivere in caverne o in case mezze diroccate, perché si è risvegliato alla spiritualità.

Molte persone credono che chi si è risvegliato alla forza interiore, alla spiritualità, non debba più aver bisogno di cose esteriori. Ciò è errato, poiché è stato detto: come nell'interiore, così nell'esteriore. Con ciò non si intende il lusso, bensì ciò che è bello, nobile e naturale, ossia ciò che è anche possibile.

Chi osserva la Terra riconosce in quale pienezza e molteplicità si manifesta il Divino. Dio ha creato la Terra con i suoi colori e le forme, con i minerali, le piante e gli animali, affinché l'uomo ne possa gioire e la sua anima si elevi in sfere sempre più belle e più pure.

Gli uomini dello Spirito dovrebbero crearsi un ambiente bello e accogliente, senza tuttavia vivere nel lusso e nello spreco.

Come l'uomo pensa, così vive e opera e anche il suo ambiente è analogo. I colori, le forme e i suoni armoniosi sono di importanza vitale per l'uomo. Essi agiscono in modo positivo sull'anima e sull'uomo e rendono la sua vita armoniosa. Molti pensieri negativi e assillanti scompaiono quando si osserva un bel quadro o un bel paesaggio, oppure un ambiente arredato in modo armonioso.

L'armonia è la vita del corpo umano.

Se l'uomo vive continuamente in disarmonia, accorcia da sé la propria vita terrena. A causa della disarmonia, in determinate parti del corpo le cellule deperiscono più rapidamente e, di conseguenza, non sempre il corpo riesce a produrre nuove cellule nella misura necessaria. Ciò causa gravi complicazioni nell'organismo, perché le cellule appena formate devono dare una prestazione maggiore e ciò provoca un indebolimento degli organi.

Le vibrazioni disarmoniche agiscono anche sui geni, sulle caratteristiche ereditarie, risvegliando in certi casi predisposizioni che non sono benefiche per la persona e che essa non avrebbe dovuto necessariamente sperimentare e vivere, se avesse vissuto e agito in modo conforme alla Legge.

Ognuno è quindi l'artefice della propria vita e forgia il proprio destino.

L'armonia allunga la vita terrena, mentre la disarmonia la accorcia.

Per questo, soprattutto nelle cliniche, si dovrebbe dare molta importanza a colori, forme, suoni e profumi armoniosi.

Le persone malate, costrette a stare a letto, hanno molto tempo e recepiscono quindi l'ambiente che le circonda in modo molto più intenso di quelle sane che si intrattengono solo per poco tempo nei locali. Inoltre, le persone malate sono, in genere, molto più sensibili di quelle sane per l'ambiente che le circonda. Esse non solo registrano ciò che è armonioso oppure le dissonanze, ma le accolgono anche profondamente nel proprio interiore.

L'armonia che si esprime in colori, forme, profumi e suoni è un balsamo per l'anima e la rigenera. E' la sua vita e le ricorda l'eterna Patria. Grazie a questo ricordo, essa libera forza positiva, come gioia, speranza e fiducia, che sono i migliori medicinali per l'organismo.

Il primo grido del neonato racchiude già in sé il decesso della vita fisica. Al corpo umano è concesso un periodo di tempo, in base alle condizioni dell'anima e alle sue colpe. Tuttavia, ogni singolo determina, con il proprio modo di pensare e di vivere, se la sua vita avrà termine prematuramente oppure se raggiungerà il limite della massima età possibile o se riceverà addirittura la grazia di vivere più a lungo del previsto nella dimensione temporale, evitando così eventualmente di incarnarsi ancora. Infatti, ciò che sulla Terra può essere scontato nel corso di anni nella dimensione priva di tempo e di spazio spesso può essere scontato solo in un ciclo di espiazione molto lungo.

O uomo, sforzati perciò di condurre una vita armoniosa. Osserva il tuo comportamento e reagisci in modo conforme alla Legge quando i pensieri umani come odio, invidia, discordia, gelosia o pensieri riguardanti il passato vogliono scuotere la tua anima e il tuo organismo.

Le persone equilibrate agiscono sui loro simili come i primi raggi del sole primaverile o come più soli cosmici.

Grazie all'equilibrio di una persona orientata su Dio, anche il prossimo che la incontra e che si trova con lei può ritrovare l'armonia. Quindi, dipende sempre da come tu incontri il tuo prossimo e non da come tu vorresti che il prossimo venisse verso di te. Chi cerca armonia troverà anche armonia.

La quantità di armonia che tu irradi agisce anche sul tuo prossimo. Come le liti e la discordia coinvolgono gli altri, anche l'armonia li tocca.

L'armonia dei medici, del personale e nell'arredamento degli ospedali apporta speranza, fiducia e pace nell'anima e nel corpo di chi desidera guarire.

Chi ha raggiunto l'armonia viene guidato a poco a poco dall'interiore. Egli non cerca più prove, perché ha trovato la conferma nel proprio interiore.

Chi irradia armonia dall'interiore verso l'esteriore è vicino a Me, all'Eterno.

Le persone legate al mondo, che sono rivolte verso l'esteriore con i propri sensi, cercano continuamente prove e riescono difficilmente ad accettare qualcosa se non le trovano. Parlano e discutono per ore in merito a ciò che, in fondo, non riescono a comprendere. Così facendo, sprecano molta energia vitale. Chi discute non è convinto nemmeno lui delle argomentazioni che porta ai suoi simili.

Un vero sapiente è un saggio, egli non discute, ma sa. Solo chi è ignaro discute. Le discussioni logorano il nervo vitale e sottraggono molta energia a tutti coloro che ne sono coinvolti.

Le persone che sono rivolte solamente verso la materia vogliono imporre le proprie opinioni e vedere che il loro sapere venga riconosciuto. Così facendo, l'organismo si contrae sempre più. Infatti, non appena l'uomo vuole raggiungere qualcosa con la propria forza, fa violenza a se stesso.

Con le discussioni si formano inoltre costruzioni di pensieri di grandezza incomparabile, i quali logorano a loro volta il nervo vitale delle persone coinvolte, spingendo spesso una persona sensibile e debole di nervi a compiere atti di violenza e altri eccessi, fino all'esasperazione.

Gli eccessi e le azioni violente che avvengono in certi casi dopo una discussione accesa, indicano una mancanza di energia. Parlando di cose non essenziali e discutendo, l'uomo ha sprecato molta forza vitale e questa perdita di forza vitale provoca tensione. Questa tensione spinge poi a scaricarsi, a rilassarsi. L'uomo diviene violento oppure si scarica attraverso eccessi di diverso tipo.

Chi invece risparmia le proprie energie vitali diviene più sensibile per le forze vitali più elevate.

La via che conduce alla spiritualità, all'apertura per valori più elevati, apporta una vita equilibrata, armoniosa e altruistica.

Come ho già rivelato, le persone che si stanno trasformando dagli aspetti umani e materiali a quelli spirituali più elevati, cambieranno anche il loro aspetto esteriore, il loro abbigliamento e l'arredamento.

Le persone dello Spirito si vestono in modo ordinato e pulito. I colori dei loro vestiti sono combinati in modo armonioso. Essi preferiscono stoffe luminose e leggere, così come il loro interiore è luminoso, leggero e pieno di sole.

La stessa cosa avviene nei loro appartamenti e nelle loro case, dove molte cose cambieranno, se l'uomo si è risvegliato dalla dimensione materiale a quella spirituale e la luce interiore comincia a poco a poco a irradiarsi verso l'esterno e vuole manifestarsi nell'esteriore. Le abitazioni e le case delle persone spirituali divengono più luminose, i mobili sono chiari e aggraziati.

L'aspetto esteriore dell'uomo e il suo ambiente rispecchiano le condizioni del suo interiore.

L'abbigliamento e l'abitazione rispecchiano l'interiore di una persona. La bellezza interiore non si esprime nel lusso, bensì nella semplicità dell'abbigliamento e dell'abitazione e nei loro colori e forme chiari e luminosi. L'aspetto esteriore dell'uomo dimostra com'è il suo interiore.

Con la seguente ripetizione faccio un altro appello ai medici.

Per rendere armoniosa la vita dei pazienti e conseguire una profonda armonia dell'anima e del corpo, non si dovrebbe tener conto solo dei medicinali. Bisognerebbe invece dare molta più importanza a rendere armoniosa l'anima.

Il medico dovrebbe cambiare modo di pensare e consigliare, per esempio, ai propri pazienti di vestirsi in modo chiaro e luminoso per sostenere il processo di guarigione. I colori dovrebbero essere combinati in modo armonioso. Anche un cambiamento di abitazione o un nuovo arredamento, una nuova tappezzeria migliorano lo stato d'animo del paziente. Si potrebbe anche consigliare di cambiare ambiente.

Proprio il fatto di cambiare ambiente risulta spesso determinante: la nuova situazione risveglia, sia nell'uomo sano sia in quello malato, un modo di pensare completamente diverso. Se egli si distacca dai complessi di pensieri attaccati alla tappezzeria, ai mobili, ai vestiti e agli oggetti di ogni tipo, che lo influenzano e lo stimolano in modo corrispondente, gli si dischiude un mondo nuovo. In lui possono risvegliarsi pensieri positivi che apportano armonia nell'anima e nel corpo.

Le impressioni che si ripetono e il vecchio ambiente agiscono costantemente sull'uomo, ricordandogli il passato oppure eventi che riesce spesso a superare solo cambiando ambiente, oppure trasformando completamente le vecchie abitudini.

Un cambiamento delle circostanze esteriori è spesso più benefico di qualsiasi medicinale, oppure fa sì che i medicinali naturali e i farmaci possano agire in modo più efficace.

L'umanità dovrebbe anche essere istruita in merito agli effetti dei profumi, e ciò vale soprattutto per il medico che può, quindi, orientare il paziente anche in questo senso.

I profumi troppo intensi possono accentuare un sentimentalismo già esistente, facendo perdere all'uomo la voglia di vivere.

I profumi agiscono nell'anima e nell'uomo e possono anche disturbare o addirittura compromettere il sistema nervoso. Per questo i profumi artificiali dovrebbero essere usati solo in modo moderato e in piccole dosi.

Riconoscete: un'anima sana e luminosa emana anche un piacevole soffio di vita interiore, il profumo che proviene dall'Essere puro, perché l'anima è divenuta chiara e luminosa.

Pertanto, anche l'odore del corpo indica le condizioni dell'anima.

Se l'uomo impara a pensare in modo conforme alla Legge, vivrà anche in modo corrispondente.

La vita, nel suo insieme, è melodia e profumo. Il profumo dell'anima e dell'uomo corrisponde al loro modo di pensare e di vivere.

Tutte queste indicazioni sono regole di vita per restare sani o per guarire. Esse sono valide anche per i medici, i quali hanno una grande responsabilità per la salute o per la sofferenza dei loro pazienti.

Se gli ospedali fossero arredati in modo più accogliente e non risvegliassero solo l'impressione di malattia, sofferenza e infermità, anche in questi edifici ci sarebbero molte più persone gioiose e orientate in modo positivo. Sarebbero quindi edifici nei quali si potrebbe riconoscere se stessi e rinforzarsi interiormente. In tal modo, i pazienti sarebbero portati ad affrontare in modo positivo la propria malattia e potrebbero accettare e sopportare molte cose.

Nelle cliniche di questo mondo si parla solo di malattia e di sofferenza. Di conseguenza, si crea un'atmosfera di vibrazioni di malattia, di paure e preoccupazioni. Queste vibrazioni rimangono attaccate agli oggetti, ai letti, alle sedie, agli armadi e alle apparecchiature. Tutti gli ambienti, sale operatorie incluse, ne sono contaminati. L'edificio e tutto l'ambiente irradiano i pensieri, le parole e le azioni che si trovano nei locali.

Anche la paura della morte attira i pericoli. A causa della paura della morte, può succedere che il chirurgo si innervosisca e prenda una decisione errata oppure commetta un errore durante l'intervento, che può provocare il decesso.

In una clinica non è possibile sviluppare una forza costruttiva e positiva se i medici e il personale assistente non hanno un'irradiazione energetica edificante e motivante, se i pazienti sono per loro solamente un oggetto o addirittura prigionieri delle loro idee, istruzioni e abitudini.

Se non esiste un'intesa tra medico e paziente, non può nascere nemmeno una comunicazione interiore. L'uomo-oggetto dice "sì" alla persona di cui ha rispetto, al medico, ma dentro di sé è pieno di paura e preoccupazioni e alimenta i pensieri in merito alla possibilità che subentri un decesso.

Per molti, la cosiddetta morte è avvolta dal mistero, poiché solo poche persone hanno vissuto in modo giusto, chiedendosi quale sia il senso della vita. Solo pochi, nel corso della propria vita, si occupano del decesso o si chiedono da dove vengono o dove vanno. Chi si è confrontato seriamente con questi aspetti, vivendo, giorno per giorno, in modo da essere pronto in ogni momento a passare nell'aldilà, anche nel momento in cui si presenta una situazione critica – per esempio nel caso di una malattia – sensibilizzerà la sua anima e tutto il suo corpo in modo da stimolare il medico, che può così prendere la decisione giusta. Quindi, in molti casi dipende dal medico e dal paziente se la malattia ha un esito mortale o se la vita continua.

Se le cliniche e gli ospedali irradiano solo sofferenza, paure, infermità e timore della morte, non vi potrà entrare alcuna forza positiva, che quindi non potrà nemmeno divenire attiva.

Proprio dalle cliniche e dagli ospedali dovrebbe essere emanata un'atmosfera positiva, con un effetto calmante, ricostituente e rinforzante sul paziente. Tuttavia, dato che in molte cliniche e ospedali non esistono medici e personale di assistenza che abbiano sapere spirituale, questi ambienti sono spesso luoghi di terrore.

Se i medici e il personale di cura pensassero, vivessero e agissero in modo spirituale, in molti casi sarebbero sufficienti medicinali naturali che stimolerebbero il corpo all'autoguarigione tramite lo Spirito. Quindi, in molti casi si potrebbe evitare un intervento sull'organismo, ossia un'operazione.

Vorrei ricordare ancora una volta gli esercizi fisici, sui quali ho già rivelato alcuni aspetti: gli esercizi fisici fatti con una musica armoniosa danno un ottimo contributo per recuperare la salute.

La musica armoniosa, unita ad appositi esercizi fisici e soprattutto a un modo di pensare positivo, stimola i gruppi di cellule ad assorbire più forze vitali, ad attivarsi e a stabilizzare anche il corpo. In tal modo vengono stimolati anche i quanti nella struttura atomica dell'uomo e, di conseguenza, come già rivelato, l'uomo riceve più forza spirituale tramite Me, il Medico e Guaritore Interiore.

L'effetto armonioso e conforme alla Legge sull'anima e sull'uomo porta le cellule e i muscoli ad una vibrazione più elevata e normalizza e stabilizza anche la circolazione nel corpo fisico. In tal modo, sia l'anima che il corpo entrano in un ritmo fisico più elevato, in una vibrazione superiore.

Se l'anima e il corpo sono in armonia, anche l'uomo è più aperto ad accogliere i consigli spirituali per la vita e le forze spirituali vitali e di guarigione.

Se l'anima e il corpo potessero essere preparati con questi semplici metodi a ricevere le forze vitali più elevate, le forze spirituali nell'uomo, in molti casi egli potrebbe trovare un modo positivo di affrontare la propria malattia e un rapporto positivo con il proprio ambiente.

Grazie a questi semplici aiuti, una persona disperata può forse raggiungere un equilibrio spirituale e fisico e trovare l'armonia con il proprio ambiente. Al posto dei pensieri rivolti alla malattia e alle sofferenze subentrano fiducia, speranza, gratitudine e la volontà di riconquistare completamente la salute. Questa è la giusta motivazione che spinge la struttura cellulare, ossia l'insieme delle cellule, ad attivarsi tramite la Mia eterna forza; di conseguenza, essa si apre a ricevere le Mie correnti di guarigione.

In molti ospedali manca anche la possibilità di seguire conferenze che spieghino la forza del pensiero positivo e mancano anche i libri su questo argomento.

La forza dei pensieri è molteplice. Chi sa utilizzare in modo giusto i propri pensieri diviene creativo, sensibile, sano e felice.

Come ho già rivelato, i pensieri positivi, elevati e nobili sono la migliore medicina. Se si preparasse il corpo mediante un'adeguata musica armoniosa e con esercizi fisici appositi, ai pazienti potrebbero essere risparmiate molte cose.

Il corpo fisico è un "corpo cinetico" e, come terapia, richiede anche moto all'aria fresca oppure in ambienti arredati in modo armonioso; infatti, i colori, le forme e i suoni agiscono insieme sull'anima e sull'uomo.

Si dovrebbero prestare particolare attenzione e cure ai malati gravi. Molte persone devono soffrire molto sotto il peso di una colpa dell'anima che si riversa nel corpo. Proprio loro hanno quindi bisogno di particolare attenzione e aiuto.

Quando fuoriesce una colpa dell'anima, non è solo l'uomo, il corpo, a soffrire, ma anche l'anima indebolita, che in quel momento è povera di energia. Quanto più il paziente viene seguito in modo altruistico dal suo prossimo o una persona a lui cara si prende cura della sua vita, tanto più colui che ha bisogno di aiuto e guarigione ritrova un senso per la propria esistenza. L'aiuto altruistico viene accolto con gratitudine anche dall'anima sofferente.

Consiglio sia al personale delle cliniche sia ai familiari dei pazienti, di coinvolgere il malato grave nel decorso della giornata. Sarebbe bene affidare ai malati compiti più o meno grandi, anche ai malati più gravi, in base all'intensità delle loro sofferenze fisiche. In tal modo essi sentono di poter ancora essere utili.

Anche i malati gravi dovrebbero essere partecipi delle forze costruttive che scaturiscono dalla musica armoniosa e dagli esercizi fisici armoniosi. Se i malati gravi sono costretti a letto, possono ugualmente essere trasportati in ambienti accoglienti in cui si ascolta musica e si fanno gli esercizi fisici e nei quali si dovrebbero fare anche delle meditazioni. In tal modo, i pazienti costretti a letto possono partecipare agli esercizi fisici degli altri pazienti: l'organo della vista e dell'udito registrano i movimenti e i suoni armoniosi. La muscolatura e le cellule, tutto l'organismo dell'uomo, accolgono come beneficio i suoni armoniosi e reagiscono automaticamente ai suoni, che stimolano vibrazioni nei muscoli e nelle cellule. Queste vibrazioni armoniose sono come un massaggio interiore che rilassa i nervi e gli organi e attiva le forze positive nell'uomo: da ciò possono derivare speranza, fiducia e pensieri di guarigione.

Anche l'anima povera di energia accoglie con gratitudine le vibrazioni dei suoni armoniosi e dei movimenti del corpo, o anche solo la vibrazione dei muscoli. Le vibrazioni della musica e i movimenti degli altri pazienti fanno sì che anche la struttura atomica dell'anima e del corpo del malato grave entri in una vibrazione più elevata. Ciò apporta anche in lui un equilibrio fisico e spirituale.

In molte cliniche i malati gravi vegetano e vengono loro somministrati medicinali che leniscono i dolori e calmanti. Spesso queste persone sono solamente cavie di coloro che considerano il corpo terreno come ciò che è essenziale e non sanno nulla o ben poco dell'anima, che registra ogni cosa. Spesso essi provocano tormenti inimmaginabili al corpo spirituale, all'anima.

Raccomando ancora una volta a tutti i medici e al personale specializzato competente di tener presente in primo luogo l'anima, che è la portatrice di energia vitale. Se l'anima guarisce, anche il corpo guarirà. Se l'anima è sana, anche il corpo è sano.

Faccio appello ancora una volta ai medici: considerate il paziente come una parte di voi stessi! Ciò che non volete venga fatto a voi, non fatelo nemmeno voi al vostro prossimo.

I pensieri sono forze inimmaginabili.

Le forze positive e armoniose sollevano l'animo e favoriscono la forza di guarigione.

Le forze positive apportano consolazione a chi è disperato, infondono coraggio ai sofferenti e, a chi è triste, donano forza per poter nuovamente gioire.

Amate i vostri simili e aiutateli e anche voi sarete amati. Infatti, gli aspetti altruistici, buoni e belli che voi irradiate ritorneranno a voi in molti modi.

Pertanto, fate in modo che gli ospedali divengano case della salute e anche il mondo si rischiarerà e gli uomini si incontreranno con gioia e gratitudine nei confronti di Dio, la vita, la forza di guarigione.

Quando un convalescente ritorna nel proprio ambiente, in famiglia e sul lavoro, e deve confrontarsi con le vecchie abitudini e i vecchi problemi, non sempre è in grado di distanziarsene. In questo caso si incorre nel pericolo di avere una ricaduta. In una tale situazione, il convalescente dovrebbe avere a fianco una persona che lo consigli, con la quale egli possa parlare delle difficoltà che si ripresentano.

Io, il Cristo, il Signore, introdurrò tutto ciò nelle cliniche cristiche, le "Case per la Salute".

Inoltre, Io offro a tutti i medici e chirurghi il Mio aiuto, tramite persone in grado di tenere colloqui di vita conformi alla Legge. Si tratta di persone che conoscono le eterne Leggi e che le hanno in gran parte realizzate e desiderano quindi servire e aiutare altruisticamente gli altri.

In verità, dico a voi tutti, ai medici, agli scienziati, ai teologi, al personale di cura e ai malati: chi applica in modo giusto i metodi che sono stati dati dallo Spirito non solo otterrà grandi risultati, ma presterà anche un grande servizio all'umanità.

Gli uomini che sono in Me, lo Spirito, possono compiere grandi cose per l'umanità afflitta.

Gli uomini dello Spirito acquisteranno o costruiranno "Case della Salute" e le arrederanno e amministreranno in modo corrispondente.

Nelle cliniche cristiche, le "Case della Salute", si affermerà soprattutto la salute e si curerà in modo adeguato la malattia. I medici dovranno pensare e agire secondo le eterne Leggi e assisteranno i malati in modo conforme alla Legge, affinché chi desidera guarire possa sentire il Mio Spirito e attingere nuovamente speranza e coraggio per affrontare la vita.

Il mondo ha bisogno del Cristo e di uomini che pensano e vivono veramente in modo cristiano.

La Legge valida per il livello dell'Ordine dice: chiedete e vi sarà dato! Cercate e troverete! Bussate e vi verrà aperto! Ciò vale per tutti gli uomini, per i medici, per gli scienziati e per i teologi e anche per tutti coloro che desiderano guarire.

Affinché gli uomini che percorrono il sentiero che conduce alla pace interiore possano trovare calma e aiuto, sono necessarie persone istruite e pervase dallo Spirito, che conoscano le Leggi della vita dalla propria esperienza e non solo per aver letto libri o partecipato a conferenze. Sono necessarie persone che aiutano e servono gli altri dall'interiore, seguendo totalmente le Leggi della vita. Chi può attingere a una ricca esperienza di se stesso e ha sperimentato le sacre Leggi in sé e su di sé grazie alla realizzazione, è un vero servitore che aiuta l'umanità.

Chiedete e vi sarà dato! Cercate e troverete!

Ci sono persone che conoscono le Leggi della vita non solo perché le hanno lette nei libri. Esse non dispongono quindi solo di un sapere acquisito leggendo, ma si trovano nell'adempimento della Legge. Queste persone potranno affiancare i medici, i teologi e anche gli scienziati, affinché in questo mondo si faccia luce, anche negli ospedali.

In quest'epoca che segna una grande svolta, nella quale le forze cosmiche scorrono più intensamente nella dimensione terrena, Io, l'eterno Spirito, il Cristo, offro nuovamente il Mio servizio. Chi bussa riceverà. Gli uomini dello Spirito sono disposti a servire e ad aiutare tutti coloro che sono di buona volontà, che sono sinceri, retti e giusti con se stessi.

Chi desidera aiutare con vero altruismo il prossimo collabori con Me, il Cristo, e con tutti coloro che Mi seguono, con coloro che adempiono le Leggi dell'amore e della pace. Beato chi è in grado di comprendere tutto ciò in quest'epoca che segna una svolta cosmica! Chi ha orecchi per intendere intenda!

Chi ha un cuore per i propri simili lo spalanchi per servire altruisticamente il prossimo!

Il sapere intellettuale rende ciechi per la verità. Chi vuole trovare la verità e attingere a essa agisca in modo altruistico, senza chiedersi che vantaggio ne trae, se può ricevere stima, denaro o beni per sé.

O uomo, aspira a giungere allo Spirito! In tal modo potrai veramente cambiare il mondo e renderlo migliore, poiché Io sarò con te.

*Come si forma una colpa dell'anima.
Là dove si trova il tuo tesoro
è anche il tuo cuore*

Perdona, affinché anche tu possa essere perdonato!

Dio ti può perdonare solo se tu chiedi perdono e il tuo prossimo ti ha perdonato. Non è essenziale solamente conoscere questa Legge; solo il sapere e la realizzazione apportano la libertà della tua anima e del tuo modo di pensare. Chi non perdona e non ottiene perdono non può nemmeno ritornare in Patria.

Se chiedi perdono e il tuo prossimo non ti perdona, non puoi raggiungere nemmeno tu la perfezione. Pertanto, fai attenzione a come pensi, parli e agisci. Ogni pensiero, ogni parola e anche ogni azione ti liberano o ti legano a ciò che tu rifiuti o vuoi trattenere, siano uomini o cose.

O uomo, fai perciò attenzione ai tuoi pensieri, alle tue parole e alle tue azioni, dato che esse possono essere fatali per te oppure benefiche. Se il mondo avesse riconosciuto, compreso e realizzato l'importanza della frase che dice "Perdona, affinché anche tu possa essere perdonato", l'umanità non si troverebbe sull'orlo dell'abisso dell'intolleranza, dell'ignoranza e della distruzione.

Le Mie spiegazioni chiariscono la legge di causa ed effetto e quindi anche l'insegnamento della reincarnazione.

Se l'uomo non si pente, non chiede perdono e non perdona, ma continua a giudicare, a condannare e a fare male al prossimo in molti modi, la sua anima ritornerà in base alla legge di causa ed effetto, di semina e raccolta.

Gli intrecci nella vita terrena, che possono provocare ulteriori colpe, sono molteplici. Spesso, i pensieri negativi apparentemente insignificanti vengono rafforzati da altri pensieri analoghi; in tal modo si forma un campo di pensieri negativi, che Io chiamo anche rispondenza. Questo campo di pensieri o complesso di pensieri, chiamato anche rispondenza, viene accolto dall'anima magnetica e forma la colpa dell'anima nelle particole dell'anima, alterando le cinque specie atomiche. Il complesso di pensieri, la rispondenza, ricopre poi il nucleo centrale dell'anima, che riduce la propria intensità, ossia la forza di irradiazione, nella misura in cui accumula le rispondenze, vale a dire i complessi di colpa dell'anima.

Le innumerevoli cause che portano a una colpa dell'anima, a un complesso di pensieri che viene accolto dall'anima magnetica, non potranno essere mai descritte dettagliatamente a parole. La legge di causa ed effetto è la legge del karma, è la giustizia di Dio. Solo le persone sensibili, orientate su Dio, percepiscono e conoscono l'importanza della legge di semina e raccolta. Esse la comprendono nelle loro anime.

Spesso un pensiero negativo insignificante può essere la causa di una disgrazia che accompagna l'uomo per tutta la sua vita terrena e anche oltre, come anima nelle sfere di purificazione, e che agisce su di essa. Se questo pensiero insignificante viene rafforzato da altri pensieri uguali o simili, si forma un complesso di pensieri che può influenzare l'animo dell'uomo e le funzioni del suo corpo. Un unico pensiero negativo può costituire il bersaglio di altre negatività, che possono essere stimolate da campi energetici esteriori oppure da anime. Come i pensieri negativi possono essere rafforzati dalle forze negative, allo stesso modo anche i pensieri nobili e puri possono essere irradiati da forze più elevate, da esseri spirituali e dall'eterna forza.

Chi semina pensieri e parole buone e nobili nella propria vita e fa del bene crea ideali e valori elevati per il proprio futuro. Chi ha inoltre imparato ad accettare tutto con gratitudine, sia la gioia che il dolore, purifica veramente la propria anima e la prepara all'eterna Patria.

Il caso non esiste, né nel regno di sostanza sottile né nella sfera materiale. Tutto ha un ordine prestabilito dal Dio Creatore: quindi, ciò che l'uomo semina con le proprie sensazioni, pensieri, parole e opere, lo raccoglierà. Ciò è previsto dalla legge di causa ed effetto.

Dio è un Dio dell'Ordine, anche se l'uomo del mondo non vuole comprendere e accettare le correlazioni e gli intrecci cosmici.

La via che conduce in Patria è il sentiero della realizzazione.

L'uomo non riesce a giungere all'origine della Fonte se si limita ad ascoltare la parola. Ascoltando e leggendo la parola di Dio – sia dalla Bibbia o da fonti spirituali che fluiscono dalla verità senza essere mescolate con altre cose – non si purifica l'anima e non si diviene nuovamente immagini del Padre. Solo la Legge vissuta, la verità vissuta, rende l'uomo libero.

Chi amplia la propria coscienza e la eleva al di sopra delle prime quattro sfere di purificazione non chiederà, non cercherà e non busserà più, poiché ha già trovato: la pienezza di Dio è manifesta in lui.

Perciò, o uomo, vivi nel presente. La Legge non conosce né ieri, né domani. Tutto si compie ora, dato che esiste solo il presente. Dio non è effimero. Dio è eterno, Dio è la vita. Sia che ti trovi nello Spirito sia nella carne, tutto è vita.

Divieni libero da te stesso! Perdona! Lascia ciò che ti occupa! Eleva a Dio il tuo modo di pensare, sentire e la tua volontà e adempi ciò che è la Sua volontà. In tal modo la tua anima si eleverà e tu contemplerai in te la verità che ti ha reso libero.

Sappi che dove si trova il tuo tesoro è anche il tuo cuore e un giorno vi sarà anche la tua anima.

L'anima che in veste terrena era un uomo d'affari di successo, che acquisì molti beni e averi, vantandosene e gloriandosene, e che considerò il proprio successo e le sue proprietà come suo merito, si ritroverà là dove il suo cuore era ed è ancora.

Una donna e madre che non si sentiva solamente molto collegata alla propria famiglia, ma che si era legata ai propri familiari e considerava il proprio nucleo come sua proprietà, si ritroverà là dove era il suo cuore.

Per esempio, due persone hanno acquistato insieme un terreno e in seguito hanno difficoltà. Hanno un violento scontro perché ognuno ribadisce il proprio diritto. Se non si sono riconciliate prima che l'anima di uno dei due litiganti lasci il proprio corpo terreno, dopo essersene staccata, essa si ritroverà là dove si trovavano tutto il suo cuore e le sue aspirazioni. Può succedere che lì continui ad avere altre dispute, a lavorare e a operare come anima come fece un tempo quand'era in veste terrena. Essa può vivere per molto tempo in questa realtà apparente, fino a quando si risveglierà dai propri schemi di pensiero.

Ho estratto e rivelato brevemente solo alcune gocce dal mare delle correlazioni karmiche.

Gli uomini dello Spirito non guardano timorosi al passato e non pensano con timore al futuro. Essi vivono nel presente e riconoscono le possibilità che vengono loro ora offerte da Me, il Cristo.

Per poter scontare molte cose ora, nella vita attuale, e districarsi in tal modo dall'albero karmico della vita, mettendo ordine nel proprio interiore, è necessario pianificare bene. Gli uomini dello Spirito pianificano, tuttavia non costringono se stessi, né il loro prossimo, a compiere ciò che in ogni caso può fare solo la Legge. Gli uomini che vivono nella realizzazione possono essere certi che la Legge dell'amore si compie su di loro e intorno a loro, e sono quindi in grado di non trattenere le cose e di pianificare il futuro in modo conforme alla Legge.

L'opinione dell'uomo costituisce il nastro che, dopo la morte del corpo, attira nuovamente l'anima dove essa ha un tempo vissuto le sue passioni e le sue gioie in veste umana.

Se rimani un alcolizzato fino al termine della tua vita terrena, la tua anima si ritroverà tra alcolizzati. L'anima di un ingordo si sentirà a suo agio dove esiste un'abbondanza di cibi e generi voluttuari. Essa verrà attirata dove si trovano persone che si occupano prevalentemente di mangiare o di altre cose simili.

L'anima di un tossicomane si ritroverà un giorno là dove vivono persone analoghe, dove si possono trovare queste sostanze. Chi è schiavo di cupidigie e passioni si ritroverà un giorno come anima tra coloro che pensano e vivono in modo analogo.

L'anima di un assassino si ritroverà un giorno sul luogo del delitto, dove sono rimaste attaccate e da dove si irradiano ancora vibrazioni non espiate di sofferenza e di dolore della sua vittima.

L'anima di una persona che un tempo ha deciso di togliersi la vita continuerà a vivere e a operare nello stesso luogo in cui si trovava in veste umana, fino a che arriverà il momento in cui il corpo sarebbe deceduto in base alla legge di causa ed effetto.

Dio, l'eterna Legge dell'amore, trasmette incessantemente e dona, sia all'anima sia all'uomo, gli impulsi per risvegliarsi e per orientarsi sulla Sua sacra coscienza.

Beato colui che si è orientato sull'emittente suprema, su Dio! Egli può essere ammonito e richiamato da Lui e riconoscerà che è un Padre amorevole, che ammonisce il proprio figlio a cambiare e a raccogliersi in sé.

Ciò che ho rivelato indica la via a tutti gli uomini di buona volontà.

Ciò che ho rivelato viene riconosciuto, affermato e realizzato da un'anima desta e matura.

La Mia parola non lega, ma spiega, ammonisce e guida.

Chi desidera riconoscere e sperimentare in sé la verità, la Legge della vita, come verità, deve prima giungere ad essa.

Possa quanto ho rivelato dare ai Miei figli umani una profonda visione dell'eterna Legge che vige e che può essere percepita e compresa nei dettagli solo da chi ha trovato la verità, da chi non si limita a recepire le parole, ma ne riconosce il significato.

L'esperienza personale di tutte le cose può trovare compimento solo nella vera e profonda visione interiore, non nella parola. Le parole sono solo simboli. Chi non riesce a guardare dietro allo specchio delle parole, a interpretarne la simbologia, chiederà continuamente se quanto ho rivelato corrisponde alla verità. Egli non riconoscerà le grandi correlazioni, poiché non conosce se stesso.

La verità si trova in te, o uomo. La parola è solo indicativa.

Riconoscilo e giungi alla verità interiore. Così troverai Me, tuo Redentore, l'Ispiratore dell'eterna verità, poiché Io Sono la Via, la Verità e la Vita.

Chi è divenuto la verità sente la Mia voce.

Io Sono la verità in tutto l'Essere.

Io vivo consapevolmente tramite colui che vive in Me ed è divenuto tutt'uno con Me. Egli attinge alla pienezza e contempla consapevolmente la pienezza come figlio o figlia consapevoli dei cieli.

Amen

Altri libri consigliati

Con l'autobiografia di Gabriele e un CD con un messaggio dall'universo

GESÙ
era un uomo del popolo
non della chiesa

Questa è la Mia parola
A e Ω
Il Vangelo di Gesù

La rivelazione del Cristo, conosciuta oggi dai veri cristiani in tutto il mondo

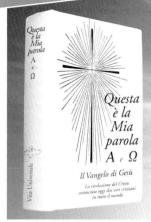

Un libro affascinante che vi farà incontrare Gesù, il Cristo, in modo totalmente nuovo, libero da tradizioni, dogmi o concetti di fede prestabiliti: la verità sulla Sua vita e sul Suo operato in veste di Gesù di Nazaret. Il testo di un vangelo apocrifo viene spiegato, rettificato ed approfondito tramite la parola profetica dei nostri giorni, dando una visione globale di quanto avvenne 2000 anni fa. Il Cristo stesso risponde alle domande più profonde in merito alla guarigione, al rapporto con gli animali e la natura, alla vita dopo la morte, alla pace, al futuro dell'umanità, con molti aspetti che non sono stati riportati nei vangeli tradizionali.

Alcuni aspetti sono:

- Gesù non ha portato agli uomini una religione esteriore, ma interiore: ci ha insegnato che Dio è un Padre colmo di amore, che non castiga, non si vendica, non invia gli uomini alla dannazione eterna, ma ha indicato ai Suoi figli la via per poter vivere in modo consapevole.

- Gesù si impegnò in ogni circostanza per gli animali, spiegando agli uomini che gli animali sono i loro fratelli minori e insegnando loro come vivere in unità con tutta la natura. Per questo motivo gli apostoli, i discepoli e i primi cristiani erano vegetariani e rispettavano la vita in ogni essere.

Edizione tascabile, pagg. 1164, Nr. S 007T, Euro 9,90

Edizione cartonata, pagg. 1164, incluso CD con la registrazione di una Guarigione divina profetica
Nr. S 007, Euro 17,-

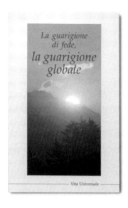

La guarigione di fede. La guarigione globale

Duemila anni fa Gesù di Nazaret impose le mani ai malati per guarirli, dicendo loro: "Va', e d'ora in poi non peccare più." Come si possono intendere queste parole nella nostra epoca? Gabriele spiega in modo semplice e con l'aiuto di esempi concreti come possiamo conseguire una vera guarigione duratura, la guarigione di fede che proviene dall'interiore.

Un grande aiuto per dare un senso alla propria vita, per mettere ordine nel rapporto con se stessi e con i propri simili e giungere alla guarigione dell'anima, che è il presupposto per la guarigione globale.

Come possiamo aprirci alla Sua forza? Proprio questo è l'argomento centrale di questo libro. Noi stessi determiniamo le condizioni del nostro corpo. Dio è salute e la sua forza non ha limiti.

140 pagg., codice S 330, € 9,50.

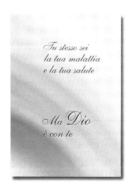

Tu stesso sei la tua malattia e la tua salute
Ma Dio è con te

"Perché sono stato colpito da una malattia, da una sofferenza o da una disgrazia? Che senso ha la mia malattia?" Un libro che offre risposte a queste e a molte altre domande, oltre a spiegazioni su come possiamo attivare in noi le forze che apportano sollievo e guarigione all'anima e al corpo.

188 pagg., codice S 501, € 7,50.

Reincarnazione

Un dono di grazia della vita.
Il viaggio della mia anima:
dov'è diretta?

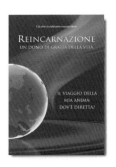

Un libro che risponde in modo esauriente alle domande sullo scopo dell'esistenza dell'uomo e sulla vita nell'aldilà e spiega le conseguenze del fatto che non sia stata diffusa la conoscenza della reincarnazione, che è un insegnamento del cristianesimo originario.

Pagg. 96, Nr. S 380, € 9,80

Da dove vengo? Dove vado?

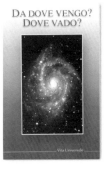

Questo libro dà una risposta alle 75 domande poste più frequentemente sulla vita dopo alla morte, per esempio sul decesso, in merito al karma e alla reincarnazione, al vero senso della vita sulla Terra ...

94 pagg., codice S 407, € 7,00

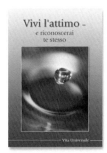

Vivi l'attimo -

e vedi e riconosci te stesso

L'attimo presente ci mostra il nostro attuale stato di coscienza, che si esprime nei nostri sentimenti, pensieri, parole ed azioni. Se viviamo in modo consapevole prestiamo attenzione a questi segnali che sono una chiave importante per capire la nostra vita interiore con i suoi aspetti da trasformare e con le qualità positive da sviluppare.

Pagg. 96, codice S 315, € 7,80

Il messaggio della verità

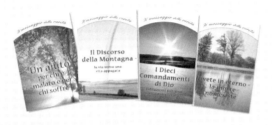

Un aiuto per chi
è malato e per
chi soffre

Il Discorso della
Montagna -
la via verso una
vita appagata

Vivete in eterno -
la morte non esiste

I Dieci Comandamenti
di Dio - istruzioni
per una vita più elevata

Potete richiedere i libretti gratuiti della serie
"Il messaggio della verità, informazioni, i libri e il catalogo
con tutte le pubblicazioni rivolgendovi a:

**Vita Universale
Casella postale 16068, 20158 Milano
tel. 02/670 60 58, fax 02/670 09 71**

(Valgono i prezzi del listino attualmente in vigore)